Françoise LLorca

Kinésiologies

Mémoires et intelligence du corps

NOTA BENE

Les termes *Éducation Kinesthésique, Touch For Health, Kinésiologie Spécialisée, Kinésiologie Appliquée, Adaptogenèse Brain Gym et Kinésiologue* sont des marques déposées.

ISBN : 978-2-7033-0743-3

Une marque du groupe éditorial PIKTOS
Z.I. de Bogues, rue Gutenberg – 31750 Escalquens
Bureau parisien : 6, rue Régis – 75006 Paris

Françoise LLorca

Kinésiologies

Mémoires et intelligence du corps

Dangles
EDITIONS

Préface

Voilà maintenant presque un quart de siècle qu'une nouvelle discipline, la Kinésiologie, a commencé à se développer en France.

Encensée par certains, diabolisée par d'autres, elle a attiré à elle des femmes et des hommes venus de tous les horizons, de toutes les cultures, de tous les milieux. Surprenante parfois quant à ses résultats, déconcertante pour ceux qui essayent d'en cerner les contours, elle laisse rarement indifférent.

Depuis près de vingt ans, de nombreux clients m'interpellent en ces termes : « Mais vous avez un don ? » ; et invariablement je réponds : non. Malgré un démenti formel, je sens que subsiste un certain scepticisme. Certains reviennent même à la charge : « Mais, au départ, vous aviez quand même un don ? » ; même réponse : non ! Pire que ça, au départ, j'étais même plutôt maladroit, et j'ai mis plusieurs mois avant de me sentir vraiment à l'aise avec le test musculaire. Vraiment ? Oui, vraiment ! J'ai dû désapprendre pour réapprendre. J'ai dû me débarrasser d'un certain savoir académique appris à l'université qui me ligotait comme un carcan. J'ai dû quitter le monde de l'intellect pour rentrer dans le monde du senti. La Kinésiologie m'a appris qu'on pouvait maîtriser un phénomène même si on n'en comprenait pas toujours les tenants et les aboutissants. La Kinésiologie m'a appris que les connaissances scientifiques actuelles sont trop étriquées pour rendre compte de tous les phénomènes inhérents au monde du vivant. Même si la Kinésiologie s'appuie sur des connaissances anatomiques et travaille avec des lois que l'on pourrait qualifier de physiologiques, psychologiques, biomécaniques, nous travaillons aussi avec l'énergie vitale. Sans manipulation de cette énergie vitale, il n'y a pas d'équilibrage (au sens kinésiologique du terme) possible. L'énergie vitale est la grande absente des facultés de médecine ; pire : elle est reléguée au rang de pure croyance métaphysique, une sorte de vieux concept poussiéreux servant à boucher les trous du non-savoir des anciens. À sa simple évocation, on devine même le sourire convenu des blouses blanches derrière le Dr House. Pourtant, sans cette force vitale, non matérielle mais bien substantielle, vous ne pourriez tenir ce livre dans vos mains, vos yeux ne pourraient bouger, bref, en un mot : vous seriez mort.

Votre énergie vitale est quelque chose de précieux, elle conditionne votre bien-être, votre santé, vos performances.

Si la Kinésiologie reprend à son compte le concept d'énergie vitale et se réapproprie certaines connaissances de la médecine traditionnelle chinoise, sa spécificité ne s'arrête pas là.

En Kinésiologie, nous apprenons par l'intermédiaire de tests musculaires à obtenir des réponses du corps pour qu'il nous indique les déséquilibres qui l'amènent à se désadapter.

Et c'est toujours par l'intermédiaire de tests musculaires que nous pouvons trouver la correction la plus appropriée que le corps demande pour être correctement équilibré.

Voici un deuxième concept sulfureux : en Kinésiologie, l'autorité, c'est vous ! L'autorité, c'est vous, car vous êtes la Source, la source de l'information nécessaire pour comprendre ce qui vous affaiblit ou vous déséquilibre, et la source de l'information pour savoir « ce qui vous fait du bien », vous rééquilibre. Le test musculaire fonctionne donc comme un langage, un langage du corps pour dire, non avec des mots, mais avec une réponse kinesthésique, ce qui altère votre énergie vitale, votre équilibre, votre posture. Le praticien connaît ce langage et fonctionne comme un interprète ; à lui d'être suffisamment rigoureux et de ne pas faire de contresens quand il traduit. Le praticien s'appelle un facilitateur, car c'est sa fonction : quelqu'un qui facilite des processus naturels. Quelqu'un qui redonne force et pouvoir à cette intelligence cachée qui est à l'œuvre et ne demande qu'à coopérer lorsqu'on la sollicite. On pourrait dire que les réponses du corps constituent le langage de la nature, alors que les réponses qu'apportent les spécialistes du monde médical ou paramédical constituent le langage de la culture.

Vous commencez à comprendre que la pratique de la Kinésiologie n'a rien à voir avec un quelconque don, mais qu'elle requiert certaines connaissances, compétences et habiletés. Elle repose sur des lois, des principes, des gestes techniques qui ne laissent rien au hasard.

Une autre question que l'on me pose fréquemment : « Avec votre technique, qu'est-ce que vous pouvez guérir ? » Réponse, qui en déconcerte plus d'un : RIEN… mais nous résolvons bon nombre de problèmes gênants qui empoisonnent la vie de millions de personnes.

Cette affirmation n'est pas une simple boutade ou provocation, c'est la revendication du fait que nous recherchons les sources du bien-être et de l'équilibre et non pas une alternative douce au traitement de telle ou telle maladie. C'est un renversement de perspective qui postule aussi que nous ne tombons pas malades par hasard, qu'à des degrés divers nous sommes partie prenante du problème.

Si nous sommes une partie du problème, nous sommes aussi une partie de la solution. C'est la reconnaissance que nous sommes créateurs, que par nos pensées, nos ressentis, notre conduite, nous façonnons ce que nous devenons et ce que nous expérimentons. Cela s'appelle aussi apprendre à sortir de la victimisation pour aller vers plus de responsabilisation de soi. Si j'osais, je dirais qu'il n'y a pas de problème, ou de symptomatologie, où la Kinésiologie ne soit pas d'un apport salutaire, car il n'y a pas de problème ou de pathologie qui n'exige point de travail intérieur pour créer les conditions du changement positif.

Mais la Kinésiologie n'est pas un substitut de la médecine, son champ d'action est ailleurs, il réside dans sa capacité à détecter des sources de stress et de déséquilibre que la personne ne peut détecter ou gérer elle-même. Supposez que vous vous sentiez surmené, contrarié par l'agitation de vos enfants, que vous ressentiez des tensions dans le dos ; vous pouvez réagir immédiatement et prendre des mesures simples et souvent efficaces. Les signaux que vous envoie votre corps sont explicites et évocateurs, pour autant que vous leur prêtiez attention. Un peu de repos, de la respiration profonde, une balade dans la nature, une séance de relaxation avec un CD… et le tour est joué : seul, vous avez su gérer votre stress, bravo ! Mais si votre stress persiste, si les efforts fournis pour vous sentir mieux semblent vains, probablement que vous manifestez certains déséquilibres dont vous ignorez l'existence ou la cause, et face auxquels, de surcroît, vous êtes totalement démunis. C'est à ce moment-là que la Kinésiologie peut non seulement vous apporter des éléments de réponse, mais vous amener aussi à des solutions constructives afin de retrouver le chemin du bien-être.

Certes, certains déséquilibres que corrige la Kinésiologie étaient déjà connus des acupuncteurs, voire des ostéopathes ; mais, pour la plupart, ils sont propres au modèle de la Kinésiologie. Ce modèle fonctionne, il a son intérêt ; bien sûr, il n'est pas une panacée, mais il a déjà permis à des millions de personnes « d'aller mieux », il a sa place dans un système non pas de soin mais de prévention par la responsabilisation de soi. Certains bénéfices que l'on retire de séances de Kinésiologie sont si spécifiques de cette discipline que, à eux seuls, ils légitiment son existence. Cependant, on ne peut passer sous silence le fait qu'il existe d'innombrables Kinésiologies, toutes ayant des indications différentes, des modèles conceptuels différents, des modes opératoires différents. J'ajouterai aussi que chaque approche, chaque modèle a son propre cadre de référence pour raisonner et apporter des solutions toujours individualisées, parce que si vous êtes quelqu'un d'unique, la solution ne peut être qu'unique. Vu de l'extérieur, tout cela peut paraître parfois un peu déroutant, car une pratique qui varie fortement d'un praticien à un autre apparaît toujours un peu comme mystérieuse et insaisissable. C'est pour cela qu'une autre question que posent fréquemment les personnes qui nous consultent est : « Vous n'auriez pas un bouquin à me conseiller pour mieux comprendre ce que vous faites ? » Il était donc urgent et important de lever un coin de voile sur cette pratique et certains de ses courants.

Françoise LLorca, formatrice et praticienne de talent, clarifie dans cet ouvrage certains aspects de différentes Kinésiologies et rend plus intelligible ce qui paraissait encore il y a quelque temps insolite ou mystérieux.

Merci Françoise pour ce livre qui répond à une attente et à un besoin.

Francis Vieules

Première partie

Les différentes approches kinésiologiques

Introduction

Stéphanie vient me voir pour son fils de 20 mois. Le bébé ne s'endort qu'après plusieurs tours de quartier dans la voiture et il hurle à nouveau lorsqu'on le pose dans son lit. Elle n'en peut plus, le matin, elle se rend péniblement à son travail.

Le papa est là aussi. Les parents ont déjà consulté divers spécialistes, sans succès...

Après vingt minutes de séance avec la maman, l'enfant dort dans les bras du papa, et Stéphanie, qui ne l'a jamais vu dormir ainsi, me demande :

> *Qu'est-ce qu'il a ?*

Je lui réponds :

> *Il vient de s'endormir.*

Stéphanie me téléphone un mois plus tard, elle me raconte avec entrain que son fils est paisible et épanoui et qu'elle-même a retrouvé le sourire et la joie de vivre.

> *Je ne connaissais pas cette méthode, c'est un ami qui m'a conseillé de voir un kinésiologue ; et là, je suis vraiment impressionnée par les résultats. Mais quelle est cette méthode, et d'où vient-elle ?*

Elle me demande alors :

> *Voudriez-vous écrire un livre sur ce que vous faites ? Surtout, parlez de la Kinésiologie comme vous l'expliquez aux personnes qui viennent vous voir.*

Merci Stéphanie.

Ce livre a pour but d'imager de façon simple les apports multiples et variés de la Kinésiologie.

Il n'a pas la prétention d'être scientifique. Il ne fera pas de vous un ou une kinésiologue. Il a pour objectif de vous faire découvrir les principes de cette méthode avec ce qu'elle peut vous apporter.

Il rapporte des témoignages vécus qui démontrent que l'individu n'est pas qu'un mental avec un corps mécanique, et que sa bonne santé dépend aussi d'une bonne « écologie personnelle », d'une bonne entente avec lui-même et relève d'un plus grand tout dont nous ignorons souvent l'existence en nous.

Ce livre est divisé en trois parties.

Dans la première, vous trouverez l'historique, les sources et la manière dont se déroule une séance.

Dans la seconde partie, je présenterai deux des bases principales : Le Touch For Health et l'Éducation Kinesthésique, avec des exemples de cas.

Dans la troisième partie, vous trouverez de nombreux cas de séance, et des exercices d'auto-équilibrage – c'est pourquoi cette partie s'intitule « L'approche kinésiologique et vous ». J'y parle davantage de ma propre approche. C'est là que, nous découvrirons un peu mieux cet inconnu qu'est notre « ensemble corps »*[1], comment dialoguer avec lui, décoder les mémoires cachées qu'il renferme.

À quoi sert cette méthode holistique ?

▸ Retrouver l'équilibre

L'approche kinésiologique sert à favoriser un état d'équilibre et de bien-être physique, mental et émotionnel. Les blocages d'énergie, quelle que soit leur origine, occasionnent non seulement des troubles organiques, mais aussi des perturbations cognitives et comportementales. Le bien-

1. Les termes suivis d'un astérisque sont définis dans le glossaire p. 214.

être physique et moral de chaque individu repose sur une circulation constante et régulière de l'énergie vitale dans l'organisme.

Nous allons donc beaucoup parler d'équilibre et de mouvement. Dans la nature, l'équilibre est maintenu par le mouvement constant de l'énergie de vie. L'équilibre de notre posture requiert un constant mouvement de notre structure. L'équilibre biochimique est maintenu par un mouvement incessant animé par le fait que nous inspirons, expirons, que nous mangeons et rejetons, que nous nous activons puis que nous nous reposons. Tout est cycle et mouvement. Notre état émotionnel est un équilibre ponctuel dans le mouvement de nos relations intérieures et extérieures.

Les différentes approches kinésiologiques sont basées sur la recherche de l'équilibre. La finalité de ces méthodes est d'aller vers l'accomplissement des choses importantes pour nous, pour notre vie. Lors des séances avec un praticien, la personne prend davantage conscience de son potentiel. Elle devient responsable de ses progrès, de ses échecs et de ses réussites qui dès lors peuvent être considérés comme matière d'enseignement. Elle mobilise de nouveaux savoir-faire et savoir-être qui l'aideront à avancer vers ses objectifs de vie.

En développant une meilleure communication avec nous-mêmes, nous allons vivre plus sereinement.

Pour avancer dans notre vie, nous devons être dans le meilleur équilibre possible. Mais comment faire ?

Pour retrouver l'équilibre, nous devons :

- ***prendre conscience de nos ressources***
- ***faciliter nos apprentissages, nos changements***
- ***augmenter notre capacité d'adaptation***
- ***libérer notre créativité et notre capacité à choisir***
- ***développer la confiance et l'estime de soi***
- ***vivre des relations harmonieuses***
- ***conserver un équilibre face aux conditions de vie et de travail.***

▸ Trouver les clefs

Souvent nous savons dire ce qui ne va pas, mais nous sommes incapables de changer quoi que ce soit en profondeur.

Souvent nous connaissons l'attitude juste que nous devrions adopter, mais nous nous voyons agir autrement.

Souvent nous voudrions sortir de nos automatismes, mais ils n'obéissent pas à notre volonté !

Souvent nos émotions nous débordent et les contrôler est très difficile.

Souvent, entre ce que nous savons, ce que nous voulons et ce que nous pouvons faire, il y a un fossé.

Nous faisons le grand écart entre nos agissements et ce que nous voudrions accomplir.

Être informé de ses stress profonds et anciens ne les nettoie pas !

Soyons logiques, depuis le temps que nous luttons contre des attitudes inadéquates, que nous essayons de prendre un autre chemin, nous aurions dû trouver le moyen de changer, si nous n'avons pas réussi, posons-nous la question :

> *Qui, en nous, dirige cette machine qui ne va pas où nous voulons ?*

La réflexion logique serait :

> *Si je ne peux pas changer d'attitude, c'est que quelque chose d'autre, en moi, gouverne, il y a des choses inconnues en moi qui agissent « à l'insu de mon plein gré » !*

Bref, il existe autre chose dont, pour l'instant, je n'ai pas les clefs.

L'expérience de la vie montre à certains que, même si nous « savons », nous n'avons pas la liberté de nos comportements. Voilà tout l'intérêt de l'approche kinésiologique, elle nous offre la possibilité manifeste :

– de nous libérer des schémas limitatifs ;

– de reconnaître derrière chaque événement (qu'il soit positif ou négatif), le processus positif du développement, car les difficultés sont aussi une chance pour avancer ;

– d'aller vers une plus grande unité, ce qui engendre la modification de nos attitudes.

▸ Aller vers nos propres choix

Il y a dans une vie beaucoup d'événements plus ou moins marquants. Il y a, dans les chocs traumatisants, ceux dont on se souvient et ceux que l'on a oubliés. Ceux qui sont positifs et ceux qui créent des traumatismes et engendrent des attitudes qui nous séparent de nous-mêmes.

Lorsque nous nous souvenons d'une expérience pénible, nous disons souvent qu'elle nous a « marqués ». En parlant des choses passées, nous disons quelquefois, « ce souvenir me hante ».

Nous ne choisissons pas les souvenirs et les images que nous gardons, pas plus que nous ne choisissons ceux que nous jetons. Ce phénomène se passe en dehors de notre volonté consciente.

Quelquefois, ce que nous gardons en mémoire, ce sont les expériences où nous sommes écartelés entre des choix impossibles, des situations vécues comme un grand écart entre ce que nous voudrions et ce que nous pouvons.

Ces blessures enfouies qui déchirent encore l'âme provoquent des perturbations émotionnelles. Nous vivons alors en référence au passé et nos attitudes présentes ne sont que l'effet de cette souffrance. Ces souvenirs se fixent dans notre mémoire aussi bien que les souvenirs positifs.

Certaines personnes que je reçois me disent ne plus avoir de souvenirs positifs. D'autres, *a contrario*, ne se souviennent que des bons moments du passé, d'une façon nostalgique. Si nous sommes dans l'un de ces deux cas, nous pouvons dire que nous vivons dans le passé. Cet aspect sera décrit plus loin dans le chapitre *Vers la prise en compte du passé avec l'approche kinésiologique*.

Notre gestion consciente ne peut guère intervenir, et notre mémoire inconsciente (celle qui se fixe sans que nous le voulions) déborde de beaucoup le souvenir conscient.

Diderot disait :
« … nous avons une mémoire immense, présente en nous à notre insu… »

Je reçois beaucoup de personnes qui me disent avoir « compris » ou « savoir » ce qu'elles ont. Alors, pourquoi le malaise persiste-t-il si elles ont compris ?

Eh bien, parce que comprendre mentalement ne signifie en aucun cas avoir tissé les liens intérieurs avec les autres 95 % de nous-mêmes, ni être libéré de la charge émotionnelle enregistrée dans le passé ! Avoir été nourri de l'expérience permet à l'ensemble de ce que nous sommes de comprendre ; avant cela, il n'y a que notre « tête » qui semble avoir compris !

Très souvent aussi, les personnes que je reçois ont « travaillé » sur leur problématique. Elles connaissent bien, en général, les attitudes et le mouvement qui les y ont poussées (deuil, petite enfance, conflit parental, etc.). Voilà ce que l'approche kinésiologique va apporter dans ces cas-là :

- Encore plus de sens ; une compréhension plus globale se construira au-delà du raisonnement rationnel.
- Le développement de programmes positifs pour notre vie se fera jour, abandonnant les idées limitatives.

Lorsque la charge négative aura été enlevée, une attitude différente naîtra automatiquement. Par exemple, dans le cas d'une rupture douloureuse entraînant l'impossibilité de revoir certains lieux, certaines personnes : après quelques séances, on va s'apercevoir que tout cela est fini, qu'on peut revoir ce contexte sans poussée émotionnelle. Combien de personnes se privent de certaines choses par peur de revivre des instants douloureux ? Certains ne sentent pas l'impact émotionnel mais seront coincés différemment, par la colère, l'apathie ou le manque d'envie.

La Kinésiologie reconnaît au stress une importance capitale. Quand l'être humain est soumis au stress, des blocages se forment, l'énergie ne circule plus librement dans le corps.

Mieux appréhender ce qui provoque nos choix ou nos non-choix, c'est aussi l'objectif des séances de Kinésiologie.

Les approches kinésiologiques permettent d'identifier et de réduire les tensions infligées par le stress et, par des exercices appropriés, réactive la libre circulation de l'énergie dans le corps.

Quelle est l'originalité de la méthode ?

▸ Le dialogue avec le corps

Lors d'une séance, votre discours est important, mais nous allons porter une attention particulière à ce que votre ensemble corps a à dire par l'intermédiaire du test musculaire.

> ***Surtout, ne le prenez pas mal ! Ce que vous dites est important, mais, ici, nous allons nous adresser à la partie de vous-même qui nous est inconnue, laissée de côté par la culture occidentale.***

J'utilise dans ce livre l'expression « ensemble corps » pour parler de l'individu dans l'ensemble de ses mécanismes structurels, biologiques, énergétiques, émotionnels.

Dialoguons avec un grand oublié : notre ensemble corps.

Selon moi, les propos d'Antonio Damasio sur le corps s'inscrivent dans cette notion d'« ensemble corps ». Cet auteur démontre, dans son livre *L'Erreur de Descartes*, que :

Si l'on parle du corps comme support de l'esprit, il faut prendre en considération le fonctionnement du corps tout entier. Et dans ce cas, il faut prendre en compte l'histoire des espèces, des organisations les plus primitives. Damasio nomme « marqueurs somatiques » ce que l'on appelle généralement des émotions. Il démontre que les viscères en général, et les sécrétions endocrines, principaux générateurs de ces marqueurs somatiques, manifestent la réaction du corps tout entier à une situation donnée et conditionnent la conscience que l'organisme prend de cette situation.

Ce que nous propose l'ensemble des approches kinésiologiques, c'est un accompagnement sur plusieurs plans :

1. Faire des liens : nous avons tous constaté que nos muscles reflètent nos états d'équilibre ou de déséquilibre, comme lorsque nous disons « les bras m'en tombent » ou « j'ai les jambes coupées ». Le kinésiologue spécialisé va utiliser le test (muscle verrouillé/non verrouillé) pour aider la personne à identifier certaines causes anciennes de ses conflits ou de son mal-être actuels.

2. Libérer des stress : dans un deuxième temps, il s'agira de dénouer les empreintes du passé par l'utilisation de techniques variées, identifiées elles aussi par test musculaire (points réflexes, tenue de points d'acupuncture, mouvements, mouvements oculaires, visualisations...).

3. Désamorcer des schémas : désamorcer les schémas de protection qui engendrent des attitudes inadéquates et qui freinent notre progression vers nos objectifs futurs.

4. Établir des objectifs positifs de vie.

Le travail en séance permet d'observer un changement de perception et des sensations sur les plans physique et/ou émotionnel et une meilleure vitalité sur le plan énergétique. Ce travail permet aussi de trouver du sens (prise de conscience) à notre histoire. Ces découvertes contribuent au bien-être, à la réalisation du moi et pourquoi pas au début d'une découverte de l'existence du soi. Tout ceci contribue à un état de santé plus équilibré.

Lors d'une séance, ce que vous allez expérimenter, c'est une libération et une sensation de soulagement, il n'y a pas de souffrances revécues, tout au plus parfois quelques larmes qui coulent toutes seules.

Une séance vise à rétablir un meilleur équilibre structurel, émotionnel et mental en réconciliant la personne avec elle-même.

En Kinésiologies, l'homme est un tout structurel, chimique, psychologique et spirituel. Pour qu'il y ait santé et bien-être, il doit y avoir équilibre entre ces éléments.

Il faut voir le corps dans son unité et le considérer comme un tout. Dans ce tout, l'état émotionnel est à prendre en compte, car toute expérience prolongée d'une émotion affectera naturellement le mental puis l'état physique.

Une bonne relation entre les parties de l'ensemble corps permet à celles-ci de travailler ensemble en harmonie et de maintenir l'individu en bonne santé. Nous pouvons observer, sans être spécialistes, que nous voyons souvent dans l'attitude posturale les joies et les tracas que « porte » la personne.

La Kinésiologie Spécialisée n'est pas une profession paramédicale.

La Kinésiologie s'intéresse aux sources de la santé et du bien-être.

Hippocrate disait : « Lorsque l'on tombe malade, il faut changer sa manière de vivre, car il n'y a pas de guérison sans un effort mental et spirituel. »

Les Kinésiologies Spécialisées

Les différents courants qui sont regroupés sous l'appellation « Kinésiologie » viennent des États-Unis. Ces méthodes sont pratiquées dans de nombreux pays. Elles sont au croisement d'un ensemble d'approches et de techniques telles que l'énergétique traditionnelle chinoise, l'ostéopathie, l'anatomie, la nutrition, la relation d'aide... et leur particularité est l'usage du test musculaire de précision, qui est expliqué au chapitre *La pratique du test musculaire*.

Les Kinésiologies spécialisées sont des techniques qui utilisent le test musculaire manuel comme instrument de biofeedback pour déceler et lever les blocages qui nous empêchent de disposer de tout notre potentiel et d'atteindre nos objectifs personnels.

Les termes « biofeedback », « biocomputer » sont utilisés pour refléter que, lors de la séance, nous faisons appel à l'ordinateur biologique, cette intelligence infinie de création, pour localiser, informer et restaurer les perturbations.

Vision holistique de l'être humain qui s'appuie sur le langage du corps, la Kinésiologie propose à la personne de dialoguer avec la partie d'elle-même qui manifeste, c'est-à-dire son ensemble corps.

Hautement éducative, la Kinésiologie apprend à l'individu à trouver en lui (dans sa globalité et non dans sa seule volonté mentale) les ressources nécessaires à son mieux-être.

Le terme de Kinésiologie

L'emploi du terme « Kinésiologie » est dû au fait que ce sont des chiropracteurs qui ont fait les premiers pas dans cette méthode. Le test est une activation musculaire, d'où la racine grecque «kiné-», qui signifie « mouvement ». Cependant, la Kinésiologie n'a aucun point commun ni avec la kinésithérapie ni avec la chiropractie.

Dans son sens premier, le terme « Kinésiologie » désigne l'étude du mouvement, des déplacements dans l'espace, l'étude de la cinétique des muscles.

De par le monde, différents professionnels utilisent le mot Kinésiologie avec un sens différent : médecins, chirurgiens-dentistes, kinesithérapeutes, physiothérapeutes, physiologistes, rééducateurs, ergothérapeutes, professeurs de danse...

Dans la pratique, on distingue :

Une approche d'obédience médicale aux États-Unis.

Elle traite de la cinétique des muscles et des articulations.

La Kinésiologie Appliquée.

George Goodheart*, chiropracteur américain, développe dans les années 1960, à partir des découvertes de la médecine occidentale et des principes de la médecine traditionnelle chinoise, un système appelé « Kinésiologie Appliquée », réservé aux professionnels médicaux.

Les Kinésiologies Spécialisées.

Ce sont celles qui nous intéressent dans ce livre.

Petit historique

Issue de la chiropractie, de l'ostéopathie et de la médecine traditionnelle chinoise, les Kinésiologies sont au carrefour de plusieurs méthodes s'appuyant sur des savoirs anciens tout en bénéficiant du développement des sciences modernes.

À la fin du XIXe siècle

Le Dr Andrew Taylor Still jette les bases d'une technique d'ajustement vertébral sous l'appellation d'ostéopathie. Le Dr Palmer étudie avec Still à l'école américaine d'ostéopathie en 1896, puis il crée plus tard la chiropractie. Franck Chapman, ostéopathe développe le système réflexe neurolymphatique et Terence Bennett, chiropracteur, la correspondance des

* Voir glossaire.

points neuro-vasculaires*. En 1932, R.W. Lowett, orthopédiste de Boston, spécialiste de la polio, invente un testing musculaire quantitatif destiné à évaluer la force du muscle.

Dans les années 1960

Le Dr George Goodheart découvre le test musculaire et élabore toute une méthode de tests en s'appuyant sur les découvertes de Bennett, de Chapman, de Lowett, des sources de l'énergétique chinoise.

Par l'expérience, George Goodheart établit le principe de base du test musculaire :

Le tonus musculaire s'affaiblit dès que quelque chose nous perturbe.

C'est ainsi que la **Kinésiologie Appliquée** voit le jour dans les années 1960 aux USA. Elle est utilisée pour renforcer ou rétablir la santé et la vitalité d'une personne sur le plan physique, mental et émotionnel. Il s'agit là de Kinésiologie *Appliquée* ou physiologie appliquée, nous ne parlerons de **Kinésiologies Spécialisées** qu'à partir des travaux de John Thie*, qui va développer le Touch For Health en souhaitant que son module de base fasse partie de la trousse de secours de toutes les familles. Il en fait un outil familial d'harmonisation et de prévention.

En 1973, John Thie développe, à partir des travaux de G. Goodheart, la méthode Touch For Health, qui est une rééquilibration musculaire de la structure, basée sur l'énergétique chinoise.

L'incapacité de verrouillage du muscle est l'indice d'un déséquilibre énergétique, notre tonus musculaire signalant visuellement et « kinesthésiquement » notre état intérieur.

Le Touch For Health (TFH ou Santé par le Toucher) est le passage et le lien entre toutes les tendances pour découvrir le monde de la Kinésiologie.

Partout dans le monde, on considère le Touch For Health comme la formation de base indispensable.

---

* Voir glossaire.

En résumé

La Kinésiologie trouve son origine dans la médecine traditionnelle chinoise, dans l'ostéopathie et la chiropractie. Le fameux test musculaire naît des observations de George Goodheart.

John Thie, qui a la volonté de partager à un niveau très pratique ce qui a fonctionné pour lui, publie en 1977 un livre à usage familial : *La Santé par le toucher* (en anglais *Touch For Health*).

Le Touch For Health a la particularité d'être une technique simple, efficace et qui, sur les premiers niveaux, peut être appliquée en famille.

Toujours dans les années 1970

D'autres méthodes apparaissent et notamment l'Édu-Kinésiologie, appelée maintenant « Éducation Kinesthésique », issue des recherches de Paul Dennison*.

Gordon Stokes, Candace Callaway et Daniel Whiteside bâtissent un concept original qu'ils appellent « One Brain Kinesiology ».

Dans les années 1980

En prenant en compte les nouvelles connaissances scientifiques, notamment en physique, biologie et neurologie, de nombreux chercheurs développent de nouvelles méthodes kinésiologiques, par exemple :

- Le Dr Alan Beardall s'appuie sur des études cliniques pour définir le concept de biocomputer.

- Le Dr Wayne Topping, à partir du Touch For Health de John Thie et de la Biokinesiology, met au point une approche originale qu'il nomme Wellness Kinesiology. Cette Kinésiologie du bien-être s'appuie sur une large palette de techniques pour aider le corps à se libérer de son état de stress et à retrouver l'équilibre énergétique.

- Richard Utt met au point la Physiologie Appliquée qui diffère des autres Kinésiologies surtout par son approche dite « holographique » du corps, elle trouve ses bases dans les travaux du physicien David Bohm* et du neuroscientifique Karl Pribram*.

Et bien d'autres encore comme :

– La Kinésiologie Harmonique mise au point par Jean-Pierre Bourguet.

– L'Adaptogenèse, issue des recherches de Francis Vieules*.

C'est à partir de là, au milieu des années 1980, que la Kinésiologie connaît un essor mondial considérable.

Dans ce livre, destiné à un public non professionnel, je décris plus particulièrement deux des techniques de base les plus connues pour leur simplicité et leur efficacité :

1 – Le Touch For Health. Cette technique est souvent l'une des premières étudiées dans le cursus.

2 – l'Éducation Kinesthésique, avec notamment le Brain Gym, qui est devenue un outil de référence dans le secteur de l'apprentissage.

J'aborde aussi l'efficacité particulière de l'Adaptogenèse au travers des cas concrets que j'ai pu rencontrer.

Les recherches principales sur lesquelles s'appuie la Kinésiologie

Nous l'avons vu, les Kinésiologies Spécialisées sont un ensemble de plusieurs méthodes et techniques de différentes origines, utilisant des approches pluridisciplinaires, qui se sont développées en dehors du modèle médical. C'est pourquoi je parle d'« approches kinésiologiques ». Le premier des outils découverts a été le fameux test musculaire de George Goodheart.

▸ La découverte du test musculaire

C'est donc Goodheart, chiropracteur dans le Michigan, qui a utilisé le premier le test musculaire pour déterminer les blocages vertébraux.

Partant du fait évident que nos muscles font bouger la structure sur laquelle ils s'attachent, il constate qu'en équilibrant le système musculaire, il équilibre en même temps tout le système osseux. Voici sa découverte :

* Voir glossaire.

1 – Les processus intérieurs du corps et du système nerveux se reflètent dans l'état fonctionnel des muscles. Il démontre les liens entre les muscles, les méridiens d'acupuncture et les organes.

Pour démontrer cette relation, il utilise :

2 – Le test qui montre kinesthésiquement que le stress affecte la réponse musculaire.

C'est le tout début de la vérification musculaire.

Cela va devenir l'outil de base de la Kinésiologie Appliquée et plus tard, de la Kinésiologie Spécialisée.

George Goodheart teste les muscles ; lorsqu'ils sont faibles, il stimule leur origine/insertion. Il découvre alors qu'après cette stimulation il a restauré la tonicité musculaire. Il identifie quels muscles spécifiques sont associés aux points réflexes de Chapman, « les neuro-lymphatiques* » et note que ces points réflexes peuvent renforcer les muscles et agir sur l'organe associé. Ses recherches lui permettent de mettre en évidence que beaucoup des points réflexes de Bennett, les « neuro-vasculaires », sont en relation avec des faiblesses musculaires. Il appelle cette méthode « Correction des Neuro-Vasculaires ». Il rencontre la théorie chinoise des cinq éléments et les points d'acupuncture ; l'expérimentation qu'il en fait lui prouve que ces points peuvent tonifier ou affaiblir les muscles et il intègre ces nouvelles données dans sa pratique.

George Goodheart démontre ainsi grâce au test musculaire que chaque muscle majeur est en relation avec un organe précis. Les organes du corps sont, à leur tour, en relation avec un méridien spécifique. Selon les conceptions de la médecine chinoise, l'énergie vitale circule dans les méridiens selon des lois et des cycles.

Par l'expérience, George Goodheart établit le principe de base du test musculaire :

* Voir glossaire.

Le tonus musculaire s'affaiblit dès que quelque chose nous perturbe.

▸ Les autres apports importants

Les différents courants se sont nourris des recherches importantes suivantes :

- La théorie née des observations d'Henri Laborit*, qui soutient que les actes qu'accomplit l'individu sont déterminés par le conditionnement de la petite enfance. Chacun réagit selon des pulsions primaires : la lutte avec le rival ou la fuite devant l'ennemi. Lorsque le sujet est incapable de choisir entre l'affrontement et la dérobade, l'angoisse qui en résulte mène à la maladie.

- La théorie dite du « cerveau tri-unique » de Paul D. MacLean* selon laquelle l'évolution du cerveau dans le règne animal se retrouve dans la structure du système nerveux central humain, avec un étage reptilien, un étage limbique et enfin le néocortex.

- Les théories de Pribram et de Bohm : Pour Bohm, l'univers comporte un ordre implicite qui fonctionne à la façon d'un hologramme : le fait que chaque partie de la plaque photographique contienne l'image entière induit qu'un ordre complet est contenu, d'une façon implicite, dans chaque région de l'espace et du temps. Cela implique que chaque cellule de la personne contient la structure entière de cette personne. La mémoire (l'information) est stockée non pas dans les cellules mais dans des schémas d'ondes. Pribram en vint à cette conclusion après avoir constaté que les réponses du cortex visuel correspondent aux fonctions holographiques décrites par Gabor* et aussi que les lésions cérébrales ne détruisent pas la mémoire. L'holographie du visible est un procédé de photographie en trois dimensions utilisant les propriétés de la lumière cohérente issue des lasers : deux rayons laser en interaction créent une image en trois dimensions. Ce principe est utilisé par Richard Utt.

Le Pr Antonio Damasio*, auteur de L'Erreur de Descartes, qui traite

* Voir glossaire.

du corps comme support de l'esprit, préconise de ne pas se limiter à examiner les informations produites directement par le cerveau, ni celles issues du fonctionnement des organes sensoriels et moteurs. Il est désormais nécessaire de prendre en compte les informations résultant du fonctionnement du corps tout entier ainsi que celles présentes dans l'histoire des espèces les plus primitives.

Je me permets de rajouter à ces théories fondatrices :

- Les travaux de Marc Fréchet et d'Anne Ancelin qui démontrent comment l'enfant qui naît hérite de toutes les mémoires du clan familial à savoir celles des ancêtres des deux lignées parentales et par conséquent d'une multitude de programmes biologiques mémorisés en cycle.

Les recherches sur ces différents concepts continuent d'évoluer et nous amènent à une vision toujours plus holistique de la relation corps/esprit.

Voici quelques exemples pour mieux comprendre comment ces différents concepts vont entrer en compte et interagir avec les principes kinésiologiques.

– Quand il y a angoisse, cela signifie que nous ne pouvons pas choisir entre fuir ou confronter (H. Laborit). De l'impossibilité de la décision résulte un stress plus ou moins important, jusqu'à amener le système biologique en état de survie. Nos schémas nous ont permis de survivre dans des conditions difficiles et chaque fois que quelque chose nous met en survie, notre biocomputer se défend selon son expérience de développement millénaire. Les recherches de MacLean, de Damasio, de Fréchet vont dans ce sens.

– Deux méridiens en interaction déterminent un point spécifique de stress, un reflet de l'individu dans chacun de ses aspects (structurel, biochimique, émotionnel, etc.). Ainsi, un déséquilibre énergétique est défini par un système de coordonnées (hologramme). Nous informons un muscle, puis un point précis du corps, nous situons ainsi la zone de stress. On retrouve cette approche dite « holographique » sur le système énergétique chinois où l'on reconnaît que non seulement chaque muscle a une relation directe avec son méridien, mais qu'il a aussi des connexions avec chacun des autres méridiens (cf. théories de Pribram et de Bohm).

– Selon ce même principe holographique, chaque cellule de la personne reflète la totalité de la personne, si donc nous accédons à une partie de la personne, quelle qu'elle soit, nous intervenons sur son être entier, et chaque situation est reliée à la totalité de l'être.

On n'est pas le même, physiologiquement parlant, lorsqu'on est particulièrement heureux ou profondément déprimé.

L'ensemble du système biologique, physiologique, émotionnel, mental réagit et s'ajuste en permanence pour maintenir un équilibre vital. Nous verrons un peu plus loin toutes les compensations que notre organisme utilise alors.

Les Kinésiologies Spécialisées sont des approches éducatives de la santé au sens large, qui, grâce à des exercices physiques simples, ou à des contacts de doigts sur des points d'acupuncture, permet de restaurer un équilibre sur les plans physique, énergétique, émotionnel et mental.

Les points communs des différentes approches

Elles utilisent toutes le test musculaire, qui permet de trouver les déséquilibres, de vérifier l'efficacité de l'équilibrage et surtout de dialoguer, d'informer le corps. Ces méthodes sont non intrusives, elles ne nécessitent aucun instrument particulier.

Il est nécessaire de dire ici qu'il existe de nombreux courants dans ce que l'on nomme « Kinésiologie ». Chaque branche de Kinésiologie détient son propre cursus de formation et sa propre organisation au niveau international.

En tant que praticienne, j'ai suivi le parcours de base complet de Touch For Health, d'Éducation Kinesthésique et de One Brain.

Puis, je me suis intéressée aux découvertes de Francis Vieules dont je suis les cours avec intérêt. Je continue à me spécialiser dans cette technique de la Kinésiologie qu'il a appelée « Adaptogenèse », grâce à laquelle je constate des résultats probants et durables.

Le test musculaire

Le test musculaire est l'outil commun à toutes les Kinésiologies Spécialisées. Le test musculaire est un indicateur de stress, comme l'ont constaté les chiropracteurs américains dans leurs expériences :

- Lorsque nous sommes sous stress, l'énergie disponible pour le fonctionnement du corps est détournée pour gérer le stress (qui consomme énormément d'énergie). La diminution de la quantité d'énergie disponible entraîne un affaiblissement des muscles.
- Quelle que soit la nature du stress, physique, énergétique, émotionnel, etc., si nous sommes sous stress, il y a forcément affaiblissement de la tonicité musculaire.

De manière générale, le test musculaire permet d'obtenir des informations sur les déséquilibres, car il détecte les « courts-circuits » qui affectent le courant d'énergie. Ces informations sont utiles pour effectuer ensuite un équilibrage précis qui rétablit la circulation de l'énergie que le stress a pu bloquer.

Petite explication

Le test fait appel au système orthosympathique ou sympathique et au système parasympathique. Ils font partie du système autonome ou neurovégétatif. Notre vie quotidienne est rythmée par l'alternance des heures d'activité (effort, agressivité, lutte contre une agression) pendant lesquelles le tonus orthosympathique est prédominant, et des phases de récupération (alimentation, digestion, relaxation, sommeil) sous l'action dominante du système parasympathique.

Comme nous faisons appel au système sympathique et parasympathique, le test musculaire va réagir de façon binaire. En effet, ces deux parties du système nerveux autonome fonctionnent en inhibition réciproque, l'activation de l'un entraîne le ralentissement de l'autre. Ces deux systèmes distincts fonctionnent à la manière d'une balance à plateaux : quand l'un est en hypofonctionnement, l'autre est en hyper et vice versa.

Voilà pour la pure explication physiologique, ensuite toute la subtilité tient aux découvertes successives, depuis les années 1930, des relations muscles, organes, méridiens.

Mais l'usage du test musculaire de précision demande de l'expérience et de la pratique pour déjouer les pièges qui peuvent se présenter.

▸ Pourquoi l'appelle-t-on « test de précision » ?

Eh bien, parce qu'il y a une préparation à faire avant de tester.

Le praticien et la personne qu'il reçoit doivent, avant la séance, se préparer et faire ce que l'on appelle des prétests pour qu'il y ait le moins d'interférence possible.

Les prétests sont des exercices destinés à rendre une séance la plus efficace possible.

Les prétests les plus connus sont :

- l'hydratation : boire de l'eau
- le Mouvement croisé, dit « Cross Crawl »
- les contacts croisés
- les switchings droite/gauche
- les switchings haut/bas
- les switchings avant/arrière.

Vous trouverez les illustrations en fin d'ouvrage.

Le test est un indicateur, il n'est qu'une interaction entre deux personnes, une résonance établie en fonction du niveau de la rencontre.

Le test musculaire est un outil d'évaluation énergétique, et c'est déjà beaucoup. Il ne répond pas à des questions sur la vie de l'individu, il indique seulement que ce questionnement provoque un stress (une perte de tonicité) et qu'il y a un nœud.

Par exemple, si l'on met la main sur une zone douloureuse, le muscle indiquera une sous-tonicité. Ceci est une information pour le corps, et, avec cette information, au niveau du biocomputer, nous irons chercher, par le test, la meilleure façon de rééquilibrer ce muscle. L'énergie circulera avec plus d'harmonie, et le corps retrouvera une meilleure posture avec moins de tension.

Cette technique aide à déterminer les diverses causes des déséquilibres, qui peuvent être de natures très variées : environnementales, relationnelles, alimentaires, mentales (systèmes de croyances...) ou autres.

On l'a vu, les différentes approches kinésiologiques utilisent le test musculaire pour avoir accès à des informations au niveau du corps. Ce support, le test musculaire de précision, est essentiel pour :

- déceler et éliminer les obstacles à la libre circulation d'énergie dans le corps, permettant ainsi l'accès à notre potentiel acquis ou appris ;
- informer le corps.

L'interrogation du corps par des vérifications musculaires est à la base de cette pratique. Tout muscle dit « faible » indique la présence d'un déséquilibre énergétique.

Lorsqu'un muscle est dit « fort », on dit dans notre jargon qu'il « verrouille ».

À l'inverse, lorsqu'un muscle est dit « faible », on dit qu'il « ne verrouille pas ».

Cette approche musculaire s'apparente à un système de biofeedback. C'est-à-dire à une réponse.

Le praticien exerce une pression légère sur les avant-bras de la personne. Ce stimulus génère une transmission à tout le système nerveux qui envoie une réponse par le même circuit. **Il s'agit d'obtenir, par l'intermédiaire**

d'un muscle, une réponse globale, plus complète qu'une réponse verbale qui ne peut refléter que ce qui est conscient.

Le stimulus peut être physique ou émotionnel, les réponses se montrent faibles ou fortes selon l'état de stress que ce stimulus provoque chez la personne.

Nous pourrions définir cette approche, comme l'art de dialoguer avec l'ensemble corps, afin d'identifier ce qui met en péril notre équilibre. Cela nous permet d'identifier des facteurs de stress très spécifiques (par exemple : un déséquilibre postural, une émotion négative, un trouble visuel, un traumatisme oublié, une peur inconnue, un déséquilibre de latéralité, un dogme, etc.).

L'équilibre chimique et physique étant altéré, les cellules du corps entier sont perturbées et la personne se trouve, corps et esprit, dans une fausse situation qui la fera penser ou réagir de manière non adéquate.

Le test musculaire en Kinésiologies ne cherche pas à évaluer, comme en testing kinésithérapique ou médical, la force musculaire. Ce test est doux et subtil.

Faire appel à l'intelligence du corps

Le test musculaire est donc un outil de communication avec le corps au-delà de notre mental.

Il est une aide précieuse et permet de :

1 – Trouver les déséquilibres

2 – Trouver la meilleure solution pour régler le déséquilibre et vérifier l'efficacité de l'équilibrage

3 – Donner au corps un biofeedback de son état avant et après l'équilibrage, c'est pourquoi l'on parle de « techniques éducatives »

Le biofeedback est un point très important, il fait appel à l'intelligence du corps, alors que cela échappe à notre conscient. Une autre manière d'ancrer le changement est de faire percevoir à la personne la différence de son ressenti avant et après l'équilibrage.

Pour une douleur :

- Évaluez la douleur sur une échelle de 1 à 10 avant et après l'équilibrage.

Pour un mal-être :

- Faites le constat de ce que la personne ressent : oppression, lourdeur, accablement, etc.

Pour la posture :

- Faites marcher la personne : comment son corps se déplace-t-il dans la marche ?
- En position statique : constatez comment les pieds appuient au sol...

C'est ce principe « avant/après » (auto-observation ou biofeedback) qui va favoriser la rapidité de l'amélioration, car le corps intelligent saura retrouver un fonctionnement énergétique équilibré lorsqu'on lui aura redonné au moins une fois le chemin.

L'esprit de la Kinésiologie Spécialisée n'est pas de pratiquer l'acupressure comme un procédé médical mais plutôt comme une information en deux temps :

- Une information par toucher localisé de ce que le corps a indiqué comme étant non tonique ou bloqué.
- Un déblocage avec la démonstration faite au corps de l'amélioration (par le test musculaire).

Le schéma est rétabli !

Dès lors, l'intelligence de l'ensemble corps pourra procéder à ses propres corrections.

En résumé, le test musculaire nous permet :

- D'interroger la mémoire du corps ;
- De dialoguer avec le corps ;
- De localiser les blocages de la personne testée ;
- D'obtenir des informations sur la manière de lever ces blocages ;
- De vérifier immédiatement l'efficacité de la méthode utilisée pour lever les blocages en question ;
- **D'ancrer le changement positif.**

L'information donnée au corps par le test musculaire de son « propre déséquilibre » puis du « changement positif », voilà selon moi la grande différence avec d'autres techniques. Les approches kinésiologiques font appel à l'intelligence de notre ensemble corps.

La prudence

Certaines personnes me demandent si elles peuvent, par le test musculaire, obtenir une réponse à leurs choix : EN AUCUN CAS.

Le test ne remplace pas les décisions personnelles, les choix à faire, les orientations à prendre dans le domaine familial ou professionnel.

Le test ne fonctionne pas comme une boule de cristal !

Tout ce que je peux leur communiquer est ceci : lorsqu'elles parlent du sujet qui les intéresse, le test musculaire ne verrouille plus. Ceci indique la présence d'une peur, d'un blocage, etc., mais en aucun cas qu'il s'agit d'un bon ou mauvais choix. Cela peut signifier que le choix est difficile parce qu'il y a des parasitages !

Si vous demandez : « Est-ce que je dois changer de travail ? » Le test musculaire indiquera simplement si, pour vous, la perspective de ce changement est plus (ou moins) stressante ; ou bien que votre travail actuel ou son contexte (conflit, éloignement) se révèle stressant !

Il serait plus intéressant de tester si c'est l'activité professionnelle en elle-même qui provoque un stress, ou si c'est le contexte du travail...

Le test est une réponse binaire, comme oui/non ou noir/blanc. Vous aurez donc toujours une réponse, même si les questions sont farfelues !!

Les indications du test seront à ce moment-là d'ordre symbolique, mais ce n'est en aucun cas constructif pour la personne.

Pour conserver au test un maximum de pertinence, je conseille :

- De ne pas « jouer » avec le test sur des questions verbales, parce qu'interviennent toujours les croyances et les peurs des deux protagonistes – le testeur et le testé.

- De ne pas tester des produits tels que nourriture, savon, cosmétique, produits d'entretien, etc., en verbal – pour les mêmes raisons que ci-dessus. Il vaut mieux recourir à la procédure Touch For Health, qui préconise de mettre le produit en contact avec une partie précise du corps puis de tester afin d'obtenir une réponse plus fiable.

- De rester pratique et les pieds sur terre dans les recherches de stress.

C'est là qu'entrent en jeu le professionnalisme et la conscience de l'accompagnant.

L'ensemble corps montrera ce qu'il veut bien montrer. Le test n'est fiable que pour l'instant donné. Il ne dit pas la « Vérité », mais indique la présence d'un stress. La seule vérité est que le circuit énergétique est affecté.

Ainsi, le kinésiologue averti prend la réponse de test comme un indicateur dans un contexte précis, à un moment « T ».

N'oubliez pas que vous, au même titre que le kinésiologue, faites partie du contexte.

Ne perdez pas de vue qu'en Kinésiologie, comme dans toute technique et pratique d'accompagnement, de toucher, **le niveau de conscience et la qualité d'être du « facilitateur » sont des facteurs essentiels.**

La qualité d'être est la faculté d'écoute bienveillante, la non-interprétation consciente et inconsciente par rapport à ses propres valeurs et schémas restrictifs.

En pratique, voilà l'attitude qu'il faut veiller à adopter :

– Attention, concentration, pas de stress

– Pas d'intention prédéfinie, d'a priori, de jugements

– Prendre ce qui se présente dans la séance

– Aucune intrusion

– Respecter les valeurs de la personne.

Les schémas sont identiques, mais l'individu est unique.

L'ensemble corps est très sensible au non-verbal et il ressent les jugements, les *a priori*.

Le test musculaire ne peut être maîtrisé en clientèle que par des personnes ayant une formation professionnelle, c'est-à-dire plus de 500 heures de formation, validée par des examens théoriques et pratiques.

Tels la gouge de l'ébéniste ou le pinceau du peintre, le test musculaire est un outil de précision dont le maniement s'acquiert au prix d'une longue expérience.

De fait, si la personne qui pratique le test n'est pas logique dans sa pensée, si elle n'est pas claire émotionnellement et si elle a des déséquilibres posturaux, elle retrouvera chez la personne qu'elle teste ses propres blocages. Mais pas d'inquiétude, ce phénomène n'est pas propre à la Kinésiologie, il se retrouve dans toutes les approches éducatives ou de soins dans lesquelles le thérapeute ou l'éducateur, pour éviter toute interférence, doit avoir acquis une neutralité bienveillante.

La physique quantique met de plus en plus ce phénomène en evidence : une personne présente, même muette, influe sur le phénomène en cours.

Je le répète :

Le test musculaire évalue uniquement s'il y a manifestation d'un stress à travers une réponse kinesthésique.
Il ne dit pas l'avenir !
Il est un indicateur à un instant T par rapport au contexte et aux deux participants (le testeur et le testé).

La pratique du test musculaire

La vérification (ou le test) musculaire consiste à placer un muscle dans une position de contraction et à exercer une légère pression pour tenter de lui faire quitter cette position.

En mettant le muscle dans des positions particulières, on l'isole autant que possible du groupe des autres muscles avec lesquels il travaille habituellement. Le test va toujours dans le sens inverse du mouvement du muscle, car ce qui est testé, c'est la capacité du muscle à s'opposer au mouvement d'étirement.

Avec quels muscles teste-t-on ?

Le test musculaire se pratique généralement avec le deltoïde. Le bras est levé droit devant soi, ce qui met le deltoïde antérieur en contraction. Dans cette position, le testeur appuie légèrement au niveau du poignet et regarde si le testé tient la position avec facilité.

Cependant, pour avoir des indications plus précises, plus de finesse dans la lecture, nous pouvons tester avec d'autres muscles. Ainsi, le Touch For Health propose quarante-deux muscles qui affinent la lecture. Comme nous le verrons plus loin dans le chapitre qui lui est consacré, ces muscles sont en relation avec les méridiens et les organes.

Le test évalue la biochimie et l'énergie. Mais rappelez-vous, il ne s'agit pas ici de mesurer la force de quelqu'un. On utilise pendant le test musculaire la pression nécessaire pour vérifier si le muscle en question « verrouille ».

Dans certains cas (pour les professionnels), ce test doit être aussi léger que le papillon.

Il faut impérativement, avant toute vérification musculaire, effectuer les prétests ci-dessous :

- pinch (voir ci-dessous)
- boire de l'eau – l'hydratation (voir en fin d'ouvrage)
- le Mouvement croisé, dit « Cross Crawl » (voir en fin d'ouvrage)
- les contacts croisés
- les points des hémisphères (voir en fin d'ouvrage)
- et bien d'autres, tels que l'ionisation, les switchings haut/bas, les switchings avant/arrière...

À noter : ces prétests sont donnés à titre indicatif, car chaque courant de Kinésiologie a développé un protocole particulier de prétests. Ainsi, les prétests du Touch diffèrent légèrement de ceux de l'Éducation Kinesthésique, même s'ils reprennent globalement les mêmes principes.

Pratiquer une vérification musculaire efficace et fiable

Le muscle principalement utilisé est donc le deltoïde antérieur, mais ce peut être aussi le quadriceps.

Le muscle doit tout d'abord être vérifié dans son bon fonctionnement, pour cela :

Testez : le muscle doit être fort.

Faites un pinch : pincez le muscle, le test devient faible ; ensuite, pratiquez un petit étirement sur le muscle : le test redevient fort.

Si ces conditions sont remplies, cela signifie que ce muscle fonctionne correctement et qu'il peut être utilisé pour la vérification musculaire.

La vérification musculaire est une expérience de coopération. Vous devez toujours veiller à donner et recevoir la permission de toucher ou de faire des vérifications musculaires de la manière qui semble le mieux convenir.

Pour se préparer aux vérifications musculaires, les deux partenaires doivent être dans une attitude positive et tous deux clairs dans leurs intentions.

Les deux partenaires doivent respecter leur espace personnel mutuel en se tenant légèrement côte à côte plutôt que face à face.

Maintenez le contact avec le regard entre les tests (et non pendant ceux-ci). Établissez un partenariat.

Tout en respectant l'espace de chacun, la personne qui teste pose une main sur l'épaule de son partenaire et l'autre sur le bras à tester (angle du bras à 45 degrés).

Le testeur exerce une pression légère et continue au niveau de l'avant-bras, ceci pour maintenir une bonne fiabilité de la vérification musculaire.

Ne bloquez pas votre respiration durant la vérification.
Observez ensemble comment le muscle répond et partagez vos remarques à ce sujet.

Pendant la procédure, le testeur doit ouvrir la main qui effectue la pression pour ne pas « entourer » le poignet.

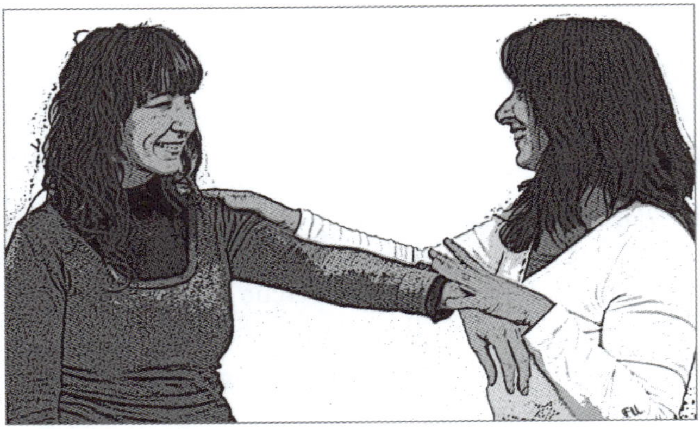

Vérification musculaire du deltoïde en position debout.

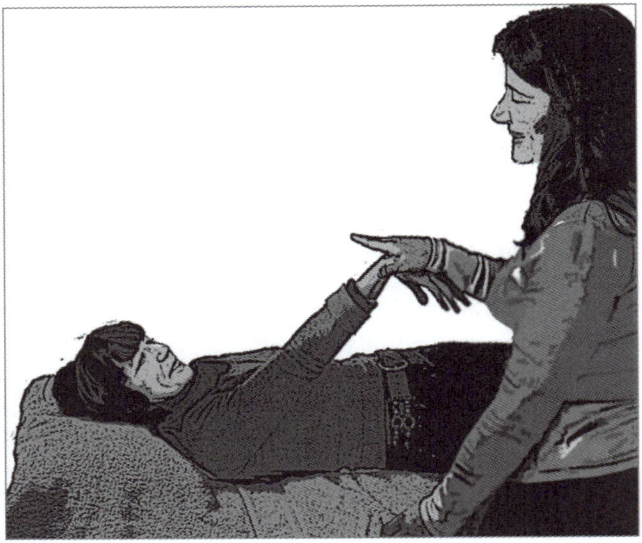

Vérification musculaire du deltoïde en position couchée.

Le déroulement d'une séance

La séance

Le déroulement d'une séance peut susciter des questions ou bien de petites inquiétudes chez certaines personnes qui désirent consulter un kinésiologue pour la première fois. Je me suis aperçue qu'elles pouvaient avoir des interrogations stressantes sur le déroulement de la séance : Est-ce que ça fait mal ? Est-ce qu'il faut se déshabiller ?...

Afin de dédramatiser, je vais tenter de décrire une séance dans son déroulement et dans son atmosphère, même si, par définition, chaque séance est unique...

Une séance de Kinésiologie dure environ une heure.

Première étape : que voulons-nous améliorer ?

Après avoir pris contact et exprimé l'amélioration souhaitée, la personne s'allonge, habillée, sur une table de massage, elle peut aussi être assise, cela dépend du protocole.

Deuxième étape : quel est l'objectif prioritaire ?

À partir de là, avec l'aide du test musculaire, nous définissons l'objectif que la personne veut atteindre. Nous identifions la nature des blocages présents et passés via le test musculaire de précision.

Troisième étape : quel est l'outil le plus efficace pour enlever les blocages ?

Une fois la nature des stress identifiée, il reste à chercher l'outil prioritaire par lequel nous enlèverons ces blocages. Cela se fait aussi par test musculaire.

Quatrième étape : l'équilibrage.

Nous allons, à partir de là, libérer les blocages physiques, émotionnels, énergétiques par différentes techniques comme :

– des pressions, des stimulations, des tapotements sur des points situés sur les méridiens énergétiques, ou sur d'autres zones réflexes du corps ;

– des mouvements, des respirations ;

– des techniques de visualisation ;

– des libérations d'émotions en « défusant » l'émotion négative et en « infusant » l'émotion positive.

La libération des charges émotionnelles s'effectue de manière différente selon les courants de Kinésiologie. On parle de « défusion » lorsqu'on enlève la charge, et d'« infusion » lorsqu'on ancre une émotion positive.

La pratique de libération la plus connue consiste à tenir certains points sur les bosses frontales pendant que la personne bouge les yeux dans toutes les directions tout en énonçant à voix haute une émotion la concernant.

Le but est non pas d'obtenir une persuasion mentale, mais de dégager le corps de la charge émotionnelle. Ainsi, cette émotion ne perturbera plus le flot énergétique.

Libérer une charge émotionnelle, c'est en enlever le poids.

Quand une charge est partie après une défusion, nous pouvons repenser à l'événement sans qu'il provoque de tumulte intérieur (larmes, colère, appréhension...).

En fin d'ouvrage, vous trouverez un exercice qui s'appelle : « Libération de stress émotionnel dans le présent » ; c'est une technique très efficace qui vient du Touch. Elle vous permettra, lorsque vous venez de vivre quelque chose d'intense, de libérer la charge de l'émotion en excès. Cet exercice simple peut faire partie de la trousse de secours d'urgence.

Cinquième étape : la vérification que les blocages sont levés et l'ancrage positif.

En fin de séance, nous vérifions que le stress vis-à-vis de l'objectif de départ est bien libéré. Cet objectif ne doit plus provoquer de changement d'indicateur lorsque la personne le prononce, ou bien lorsqu'elle se projette dans la situation.

C'est maintenant à la personne de mettre en œuvre son potentiel de choix retrouvé pour atteindre ses objectifs !

Les techniques employées sont totalement indolores, les libérations de stress émotionnels se font en douceur. **Les personnes ne revivent pas la blessure.**

La question « Combien de séances dois-je faire ? » est souvent posée, mais la réponse reste difficile à donner.

Il est impossible de savoir d'emblée combien de séances seront nécessaires. Car cela dépend à la fois de la personne et de la nature du problème à traiter. Chaque cas est différent. En général, je donne comme nombre indicatif trois séances à environ quatre semaines d'intervalle. Cependant, j'ai de nombreux retours de personne ayant déjà constaté des améliorations dès la première séance.

Toutefois, l'approche kinésiologique sera aussi une prise de conscience qui incitera certaines personnes à poursuivre les séances dans un objectif de développement personnel, à leur propre rythme.

Le praticien

C'est un « facilitateur » nommé ainsi car son rôle est de « dialoguer » avec le corps afin que celui-ci signale par un changement d'indicateur ce qui le STRESSE.

Le rôle du praticien n'est pas de savoir pour l'autre, mais plutôt d'écouter, d'observer, d'interroger et d'informer le corps en retour.

L'approche kinésiologique a la particularité de permettre à la personne de s'aider elle-même.

Comme toute méthode d'accompagnement, la qualité d'être du facilitateur joue un grand rôle. Si l'on se base sur les nouvelles découvertes quantiques, l'observateur fait partie de ce qui va se créer. Ainsi, dans une expérience purement matérielle, le résultat dépend aussi de la personne qui suit l'expérience (en tant que porteur d'intention). Aucune technique n'existe donc en tant que technique seule. C'est l'interaction de la technique, du facilitateur et du consultant qui crée le phénomène et produit un changement.

La technique n'est rien sans l'individu qui la pratique et je ne parle de cette approche que dans le sens où elle est appliquée avec la conscience professionnelle et les lois éthiques de tout professionnel de l'accompagnement.

Le facilitateur n'est pas là pour conseiller la personne, mais pour l'accompagner vers ses choix. C'est un véritable pédagogue qui accompagne la personne pour qu'elle atteigne l'objectif qu'elle s'est fixé. Pour cela, il met à sa disposition toute technique, conforme à l'éthique, susceptible de soutenir et de renforcer ses compétences existantes et de lui en faire acquérir de nouvelles.

Le kinésiologue n'est pas apte à répondre à la maladie, il est concerné uniquement par tout ce qui peut favoriser le bien-être et une meilleure santé sur tous les plans constituant l'être humain.

L'OMS (Organisation mondiale de la santé) dit :

« La possession du meilleur état de santé qu'il est capable d'atteindre constitue l'un des droits fondamentaux de l'homme. »

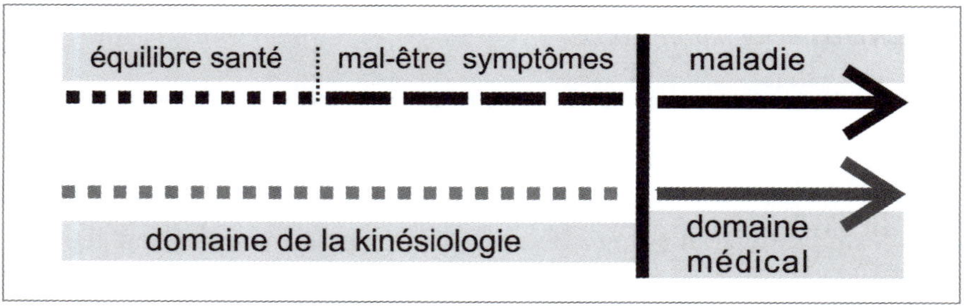

Domaine d'intervention de la Kinésiologie

Les objectifs de séance

Dans la pratique, la plupart du temps le facilitateur-kinésiologue fixe des objectifs orientés vers les domaines que nous souhaitons améliorer. C'est une sorte de contrat passé entre le facilitateur et son client qui définit l'objet de la séance. Le test musculaire permet aussi d'identifier l'équilibrage le plus approprié que le corps demande pour retrouver un meilleur équilibre. Nous pouvons travailler sur le stress généré par la situation, pas sur la situation elle-même, et ce, quelle que soit la nature de la situation.

Pour ma part, dans ma pratique, je demande toujours quelle amélioration on désire obtenir.

Lors des séances avec les enfants, l'objectif pourra être mimé, dessiné au lieu d'être verbal ; tous les possibles existent.

Un objectif doit toujours être clair, ouvert et posé de façon positive (jamais de négation).

Poser un objectif n'est pas chose facile, il est souvent dicté par nos déséquilibres. Pour imager comment procéder pour poser un objectif efficace, nous allons prendre le cas d'une personne qui souffre de mal au dos.

Par exemple, une personne va exprimer :

> *J'ai mal au dos.*

Je pourrai immédiatement lui proposer comme objectif positif :

> *J'ai un dos en bonne santé.*

Mais, pour affiner, je lui poserai la question supplémentaire suivante :

> *Que pourriez-vous faire si ce dos ne vous faisait pas souffrir ?*

Elle dit alors :

> *Je pourrais faire du vélo, aller au cours de danse...*

Et je lui propose alors l'objectif suivant :

> *Je pratique des activités physiques : promenade, vélo, danse, etc.*

En posant ainsi l'objectif, nous allons vers la motivation et à la rencontre de ce qui cause le mal au dos de cette personne, par exemple dans ce cas :

- *Elle ne peut pas prendre du temps pour elle et faire des choses qui ne sont pas utiles.*

– Elle consacre trop de temps à des tâches utilitaires, mais une partie d'elle manifeste et en a plein le dos des obligations !

J'approfondis le sens de la demande de la personne en distinguant les attitudes, les symptômes manifestés et l'objectif.

Par exemple, dans un objectif de vie où une personne manifeste son objectif en disant « Je n'ai plus envie de travailler dans cette boîte », il serait déraisonnable et trop restrictif de poser « Je change d'employeur ».

L'intérêt est d'amener la réflexion suivante :

Quelles sont les raisons qui me poussent à vouloir changer ?

Qu'est-ce que ce changement induit dans ma vie, dans mon entourage ?

Est-ce que je veux changer d'employeur ou exercer une activité différente ?

Qu'est-ce que je veux trouver dans un nouvel emploi :

– un nouveau contexte ?

– plus de créativité ?

– plus d'argent ?

– mon expression ?

– prouver ma valeur ?...

La définition de l'objectif viendra par rapport aux réponses. Il sera peut-être : « J'ai un travail enrichissant qui m'apporte la sécurité financière. »

Les objectifs ouverts sont ceux qui conditionnent le moins l'individu dans une attente particulière et qui vont ouvrir sur une vision plus vaste.

J'ai l'exemple d'une personne qui est venue avec pour objectif de partir vivre à l'étranger. C'était sa seule issue, elle ne supportait plus son environnement professionnel et personnel. Lorsque nous avons eu réglé les traumatismes anciens, elle se sentait à l'aise, heureuse et envisageait très bien de rester en France et d'étudier un départ à l'étranger. Ce n'était plus une obligation de survie, mais un choix et une réflexion plus mûrs. L'objectif que nous avions posé était :

Je fais des choix bénéfiques pour moi-même.

Ce n'est jamais en situation de stress que les décisions et les objectifs de vie doivent être engagés, c'est pourquoi la Kinésiologie est une aide précieuse pour effectuer des choix équilibrés. Nous avançons pas à pas, par ajustements vers ce qui nous convient le plus.

Définir un objectif destiné à changer notre vie dans un sens précis est-il un changement si nous avons défini le changement avec la même vision que celle qui a amené au déséquilibre ?

En fin de séance, nous ancrons les nouvelles attitudes attendues :

Notez quelles sont les nouvelles attitudes que vous pourrez observer et qui indiqueront chez vous un changement.

Quels sont les comportements observables liés à la réalisation de votre objectif ?

Soyez prêt(e) à être surpris(e) de ce que vous découvrez de vous-même ou de ce que vos capacités vous montreront de vous.

Par expérience, je pense qu'il est bénéfique de travailler sur les déséquilibres fondamentaux, les mémoires, les traumatismes, les valeurs sociales et culturelles qui créent les conditionnements. Les objectifs que vous choisissez doivent être ouverts et éclairants.

En séance, après avoir identifié et surtout recruté le stress, à l'aide du test musculaire nous allons sélectionner l'outil prioritaire parmi les méthodes d'équilibrage dont je dispose. Par exemple : le Touch For Health, l'Éducation Kinesthésique avec les 7 Dimensions de l'Apprentissage, l'Adaptogenèse qui s'intéresse aux travers des quatre grands déséquilibres : haut/ bas, droite/ gauche, avant/arrière et intérieur/extérieur à l'amélioration de la posture mais aussi aux difficultés d'apprentissage, à l'évolution de la personne.

Il n'est pas facile, sans le test musculaire, de choisir un objectif, car très souvent ce que nous décodons d'emblée n'est qu'une suite d'attitudes inadéquates. C'est ici que le test s'avère pertinent : quand il s'agit de définir l'objectif prioritaire ! En choisissant l'objectif le plus pertinent, nous résoudrons en profondeur les causes qui font apparaître des attitudes perturbées.

Vous l'avez deviné, je parle d'attitudes car ce que vous percevez de vous, ce ne sont que les effets de ce que vous vivez en profondeur, ce sont des attitudes !

Ce que vous vivez en profondeur n'est que le résultat en chaîne des événements qu'a traversés votre lignée, des péripéties de votre vie personnelle, de formatages éducatifs et plus encore... Nous en parlerons plus en détail au chapitre *Vers la prise en compte du passé avec l'approche kinésiologique*.

Voici une liste non exhaustive d'objectifs ouverts et d'attitudes pour vous aider à préparer une première séance. Essayez de trouver votre objectif du moment dans la liste.

Attitudes et objectifs

Attitude repérée	Objectifs possibles
Culpabilité – regret – contrôle Je me sens toujours coupable de tout. Je contrôle les autres, je contrôle ce que je dis, ce que je fais.	Je lâche le contrôle. Je laisse aller. Je suis spontané(e). Je m'apprécie. Mon esprit est clair et vif.
Orgueil – chagrin Je me sens seul(e), isolé(e). Personne ne peut m'aider. Personne n'est à la hauteur. Je me sens intolérant(e) envers moi-même et envers les autres.	J'accepte les autres tels qu'ils sont. J'aime être en relation avec les gens. Je mérite les cadeaux que je reçois.
Peur – insécurité La peur empoisonne ma vie. Je me retiens par peur de… Je n'ose pas confronter mes idées.	Je relève les défis. J'ose vivre ma sexualité. Je suis créatif(ve). J'ose bouger et rire.
Agitation – frustration Mes attitudes sont dictées par l'autre. Je vis en fonction des autres. Mes émotions sont incontrôlables.	Je me considère et je considère les autres. Je me prends en charge. Je suis maître de moi, je respecte les cadres de vie.
Tristesse – joie Je rejette la nouveauté. L'injustice me révolte.	Mes expériences me nourrissent. J'apprends avec facilité. Je discerne facilement.
Amour – colère Je ne m'aime pas. Je n'aime pas mon image. Je hais ce comportement. Mon corps est raide et tendu.	Je respecte ce que je suis. J'aime ce que j'accomplis. Je sais qui je suis.

Attitude repérée	Objectifs possibles
Insatisfaction chronique Recherche du plus, plus, plus… Manque – Frustration. Sentiment que c'est toujours sur moi que ça tombe.	Mes besoins sont satisfaits. Je trouve ce qui me nourrit au niveau affectif, professionnel… J'ai des relations épanouissantes.
Anxiété – crainte de l'avenir Crainte de mal faire. Je n'ai pas le droit à l'erreur.	Je suis serein(e) et je fais au mieux selon ma vision et mes capacités.
Déprime – lourdeur Sentiment que rien ne va. Je ne suis jamais à la bonne place.	Je vis en accord avec mes propres besoins, affectifs, créatifs, etc. Je respecte le besoin de l'autre. Je suis en harmonie avec moi-même.
Rage contenue Besoin d'être approuvé(e) dans mes choix. Indécision.	Je considère mes choix et en prends la responsabilité. Je fais des choix qui assurent mon équilibre.
Colère Je n'obtiens pas ce que je veux. Je n'avance pas.	Je m'adapte aux changements avec facilité.
Jalousie – regret – blâme Je rejette la faute sur moi ou sur les autres.	J'existe et je prends ma place avec gentillesse. Je suis responsable de mon développement.

Pourquoi allons-nous consulter ?

En règle générale, c'est par un symptôme ou une attitude qui nous semble inadéquate et qui fonctionne comme un signal d'alarme que nous apprenons que nous allons vers une santé défaillante ou un équilibre émotionnel instable, puis vers la maladie. Ce signal nous dit que quelque chose ne va pas. Si nous attendons trop, si nous n'écoutons pas, nous engageons un processus de déséquilibre de plus grand en plus important. Plus le déséquilibre dure, plus notre organisme va engager un mode de survie.

Peut-être ressentirons-nous cette perturbation sous la forme d'une migraine, de brûlures à l'estomac, de phases de déprime, de douleurs articulaires, de troubles du sommeil ou d'autres maux encore. Dans la vision de l'énergétique chinoise traditionnelle, ces symptômes indiquent qu'il y a quelque part une perturbation dans le flot de l'énergie « Ch'i ».

Les raisons pour lesquelles nous allons chez un kinésiologue sont en général liées à nos signaux d'alerte.

Les signaux d'alerte

Toutes les possibilités existent : certaines personnes attendent comme résultat de ne plus avoir le symptôme, d'autres de sortir du schéma qui les a conduites au signal. D'autres encore, après la disparition du symptôme, veulent se réconcilier davantage et vivre plus en résonance avec elles-mêmes et éviter de retourner vers les sources du stress.

Les personnes qui viennent me voir sont en général motivées par au moins l'une de ces raisons, et ces trois principaux aspects vont se conjuguer entre eux.

Vous trouverez ci-dessous des repérages d'attitudes qui vous permettront de déceler un ou plusieurs signaux d'alerte.

Il y a les manifestations physiques, qui peuvent être :

– une fatigue chronique

– un épuisement physique

– le manque de punch

– un sommeil difficile, peu réparateur

– une douleur récurrente traitée médicalement mais persistante.

D'autres sont des manifestations émotionnelles, c'est-à-dire :

– J'ai une trop grande émotivité.

– Je pleure facilement, je suis touché(e) par les événements extérieurs.

– J'ai trop de colère contenue ou exprimée.

– Je n'ai envie de rien.

– J'ai le sentiment d'être exclu(e), non aimé(e).

– Je suis affecté(e) par une séparation affective (divorce, déménagement, deuil, conflit de famille).

– Je ne suis pas reconnu(e) pour ce que je fais pour aider.

– J'ai un fort sentiment d'injustice.

D'autres encore sont des manifestations mentales, c'est-à-dire :

– J'ai un petit vélo qui pédale jour et nuit dans la tête, je ne me repose jamais.

– Je fais de sempiternelles listes de choses à faire et à gérer.

– Je prévois tout, j'essaie de penser à tout et pour tout le monde.

– Je n'ai pas une minute de repos.

– Je ne finis pas ce que j'entreprends.

– J'ai une organisation de métronome, lorsque soudain, crac ! il y a un grain de sable, puis deux... et c'est la panique !

Pour les enfants, les signaux d'alerte se détectent souvent par leurs difficultés relationnelles avec les autres enfants ou avec les adultes (timidité, inhibition, agitation, colère), ou par leurs difficultés scolaires, d'apprentissage de la lecture, de mémorisation, de concentration, la confusion des lettres, des sons ou bien encore par leur agitation permanente...

Cette liste n'est pas exhaustive, mais ce repérage peut vous servir à ne pas sombrer dans la culpabilité ou la déprime devant certaines de vos attitudes ou de vos impossibilités, elles sont inhérentes à l'humanité.

Nous ne devons pas négliger l'importance des signaux d'alerte. Ils sont un garde-fou pour repérer que notre équilibre est en danger.

Le stress et ses conséquences

Le stress nous empêche de manifester notre potentiel

Il en résulte principalement :

- une perte de mémoire lors des examens, des entretiens
- une mauvaise concentration, une difficulté à mobiliser ses ressources
- de la confusion mentale
- de l'indécision
- de la difficulté de priorisation des objectifs
- l'impossibilité de vision et de choix
- l'absence de confiance en soi
- des tensions musculaires, l'impossibilité de se relaxer, de lâcher
- de la peur
- la perte de l'estime de soi
- des problèmes relationnels.

Dans ces cas-là, notre corps ne peut plus « gérer ». Nous essayons de toutes nos forces, mais nous n'atteignons pas nos objectifs.

Si l'intensité et les difficultés ne se dissipent pas, certains signes vont apparaître. Selon les personnes et leur façon de fonctionner, voici ce que l'on va voir apparaître sur le plan mental :

– la déprime

– l'apathie

– l'épuisement mental

– la colère envers nous-mêmes et la dévalorisation

– l'irritabilité

– l'anxiété puis l'angoisse

– l'accablement

– la négation des problèmes, etc.

– le petit vélo dans la tête qui pédale jour et nuit.

Tous ces signaux peuvent être considérés comme la manifestation extérieure de ce qui se passe à l'intérieur.

Comment le stress agit en nous

Quand l'être humain est soumis au stress, des blocages se forment, l'énergie ne circule plus librement dans son corps.

Les pratiques kinésiologiques permettent d'identifier et de réduire les tensions infligées par le stress et, par des exercices appropriés, vont réactiver la libre circulation de l'énergie dans le corps.

Maintenant que nous avons vu les signaux d'alerte, les conséquences du stress sur votre comportement et sur votre état émotionnel, voici à quoi nous raccorde le stress. En effet, tous les comportements mettant l'individu en danger ou en survie vont l'emmener immédiatement vers des schémas préexistants. Je veux dire par là qu'ils ont été construits par des stress de même nature.

> *« Le chercheur et physiologiste Hans Selye (1907-1982) décrit le stress comme une réaction du corps à tout changement perturbateur de son environnement, qu'elle soit positive (eustress), comme une bonne nouvelle, ou négative (dystress) comme un accident ou une situation relationnelle difficile. »*
> Extrait du site www.ffks.org

Il enclenche des processus de survie (lutte, fuite ou inhibition) enfouis dans le cerveau depuis des temps archaïques. Ainsi, le stress déclenche dans l'organisme une série d'automatismes qui modifient l'état physique et psychique, sans que l'on puisse intervenir. Il apparaît comme un mécanisme naturel d'adaptation et, dans des cas plus intenses, de survie.

Voici les schémas les plus connus dans lesquels vous pouvez vous retrouver enfermé(e) sous l'effet de stress ou d'émotions intenses :

- les peurs ancestrales
- les attitudes et comportements de la ligne des générations précédentes (parents – grands-parents)
- les addictions (augmentation de la consommation d'alcool ou de tabac)
- la recherche de coupables ou de causes
- le découragement
- l'agressivité ou la passivité
- le fatalisme
- la crainte de l'avenir
- l'absentéisme ou les retards fréquents
- le fait de devenir des bourreaux de travail
- la perte de productivité

– la propension aux accidents

– le retrait de la vie sociale

– le changement d'habitude alimentaire

– les problèmes sexuels

– le changement des habitudes de sommeil.

Nous sommes ici dans une vie perturbée dans son écologie.

L'individu dans sa totalité est comme une coupe qui, au fil du temps, se remplirait de tous les vécus stressants et, à un moment donné, cette coupe est pleine ! Nous devenons alors fragiles, émotifs, en pleurs ou en colère pour un rien ! Nous ressentons un peu plus les douleurs, la fatigue est là, souvent l'insomnie l'accompagne.

Le futur est sombre et gris.

Quels sont les signes physiques qui peuvent apparaître lorsque nous avons dépassé les premières phases de stress, quand notre corps ne s'adapte plus ?

– les maux de tête

– le mal au dos

– les palpitations

– les infections, maladies

– les douleurs de toutes sortes

– les brûlures d'estomac

– les insomnies

– la sensibilité allergique, les affections cutanées

– la constipation

– l'épuisement physique

– la perte ou excès d'appétit

– la perte ou le gain de poids, des nausées, etc.

Le rôle du kinésiologue est d'intervenir avant que les symptômes physiques n'apparaissent. Car, après, nous entrons dans le domaine de la maladie.

Les améliorations attendues

Mais comment le fait d'être libéré d'émotions et de schémas change-t-il notre vie ?

L'approche kinésiologique, en enlevant le poids des charges émotionnelles, permet de libérer la capacité d'exister plus sereinement. Ainsi, au lieu de nous trouver engagés dans des comportements inadéquats et souvent inconfortables pour nous, nous augmentons notre potentialité à mieux vivre.

Voici ce que nous pouvons en attendre :

– l'amélioration de notre capacité de mémoire, plus de concentration et de présence ;

– la résolution des conflits intérieurs – le respect de soi – l'estime de soi ;

– le développement de ses projets ;

– l'amélioration de la posture ;

– l'autonomisation ;

– la gestion du temps ;

– l'amélioration du bien-être ;

– l'autorisation de sortir des schémas normatifs ;

– la capacité à choisir des priorités de vie ;

– la flexibilité et la souplesse ;

– la capacité de recul sur les situations.

Pourquoi j'ai choisi cette approche

Depuis toujours, j'ai été attirée par la question du « comment » : comment les choses sont-elles ce qu'elles sont ? Enfant, j'ai souvent été éberluée de la réponse béante des adultes : « C'est comme ça. »

Quelqu'un autour de moi avait-il cherché sur quelle base il fonctionnait ? Personne, ou alors la seule réponse qu'on me donnait était normative ou dogmatique, de celles que l'on doit avaler toutes crues, et elle ne me convenait pas.

J'ai cherché comment sortir de la programmation familiale, des blocages de l'apprentissage, d'abord pour moi-même, car je me questionnais en me disant :

> *Où est mon libre choix, où se trouve ma vie parmi toutes ces transmissions générationnelles ?*

Comment se libère-t-on des programmes, comment avance-t-on plus librement ?
Comment accède-t-on à cette immense base de données ?

Avant d'étudier les techniques de Kinésiologie, j'ai suivi des cours universitaires en sciences de l'éducation. Puis j'ai effectué des stages d'anthropologie sociale et culturelle, des ateliers d'accompagnement phénoménologique, des programmes d'étude des profils de personnalité comme Process-com®, la philosophie de vie de l'énergétique chinoise et beaucoup d'autres encore. La découverte de mes schémas de personnalité, des formatages socio-éducatifs que j'avais reçus et qui fonctionnaient bien au-delà de ma volonté propre, des lois énergétiques, tous ces fabuleux enseignements m'ont beaucoup appris sur moi, mais mes schémas restaient ancrés.

J'ai entamé un cursus de Brain Gym, il y a une dizaine d'années, sans avoir l'intention de devenir consultante. Ce qui me plaisait, c'était cette relation entre le mouvement et les mécanismes de l'apprentissage : « apprendre par le mouvement ». Il faut dire que, à ce moment-là, j'étais formatrice, et donc souvent confrontée aux blocages de l'apprentissage, que je repérais d'autant mieux que j'avais eu, moi-même, beaucoup de mal dans ma scolarité. J'ai donc découvert les effets bénéfiques de cette technique sur moi, et j'ai continué jusqu'au bout ce cursus jusqu'à devenir consultante en Éducation Kinesthésique et formatrice en Brain Gym. Puis, j'ai rencontré dans ma pratique de plus en plus d'enfants, d'adolescents, d'adultes avec des mémoires de stress importantes, je me suis donc intéressée aux autres approches telles que le Touch For Health, le One Brain.

Après avoir pratiqué quelques années avec les trois principales bases, c'est-à-dire le Touch For Health, l'Éducation Kinesthésique et le « Trois Concepts en Un », j'ai approfondi mes connaissances. J'ai éprouvé moi-même les bienfaits de l'Adaptogenèse qui recense plus de trois cent déséquilibres et leurs solutions, et, afin d'aller vers des résultats encore plus rapides et durables, je me suis spécialisée dans cette méthode.

Pour moi, la Kinésiologie, c'est pénétrer dans la base de données.

Voici un parallèle pour imager ce que j'appelle la base de données et l'architecture qui la met en mouvement.

Il y a le système de gestion de base des données (notre fonctionnement énergétique) et la base de données ou banque de données (les dogmes, les principes, les traumatismes, les échecs, les programmes familiaux...). Lorsque nous achetons un ordinateur, il est paramétré par défaut, et c'est à l'utilisateur de personnaliser les programmes en fonction de ce qu'il veut obtenir. Eh bien, c'est un peu pareil pour nous : sans regarder ce qui nous anime, nous fonctionnons sur les paramètres inconscients de nos héritages parentaux et socioculturels.

L'approche kinésiologique aide ceux qui le veulent à nettoyer les données pré-paramétrées, à être plus conscients de qui commande quoi, à être plus équilibrés et à découvrir un sens qui nous ressemble plus.

En libérant les charges émotionnelles, les images ne nous hanteront plus, nous dénouerons des attitudes enfermantes qui nous interdisaient toute capacité de choix. C'est ce qui m'a le plus fascinée et intéressée dans cette approche.

Une séance dans l'approche kinésiologique sert à libérer précisément ce genre de schémas.

▸ L'Adaptogenèse en quelques mots :

Le terme Adaptogenèse veut dire, générer, restaurer, développer l'adaptation.

Comment ?

Voici l'explication qu'en donne Francis Vieules :

« Nous nous centrons sur certaines sources du bien-être et de la santé comme : l'équilibre postural, l'équilibre énergétique, l'équilibre acido-base, l'équilibre nutritionnel, l'équilibre émotionnel, etc... Pour ce faire nous reprenons à notre compte certains principes, certaines lois déjà bien établies dans d'autres disciplines comme la chiropractie, l'ostéopathie, la posturologie, l'acupuncture, la naturopathie mais ... avec une approche totalement différente. C'est-à-dire que nous nous référons à un modèle éducatif et non thérapeutique.

Même si nous n'avons pas recours aux mêmes techniques de corrections, nous nous réapproprions la plupart des grandes notions, développées et parfaitement validées par ces autres modèles. »

« De mon point de vue, beaucoup trop de praticiens en Kinésiologie, sont persuadés que le point de départ de nombreux déséquilibres que nous rencontrons en pratique quotidienne est d'origine essentiellement psycho-émotionnelle.

Il suffirait, alors, de faire des libérations de stress émotionnel et de donner un sens au symptôme ou la difficulté pour que ce dernier disparaisse. Bien que parfois cela fonctionne, la plupart du temps il nous faut tenir compte d'autres paramètres. Le dérèglement d'un capteur postural, des pollutions électromagnétiques, une subcarence en vitamine ou oligoélément, le besoin d'un drainage émonctoriel, une acidose tissulaire ... ainsi que des dizaines d'autres paramètres qui sont aussi à prendre en considération. Sinon cela peut faire obstacle à un équilibrage de qualité ou conduire à une multiplication de séances improductives. C'est pour cela qu'en Adaptogenèse, nous avons une grande panoplie de corrections au niveau postural et que nous encourageons les futurs praticiens à collaborer étroitement avec d'autres intervenants. »

L'Adaptogenèse semble avoir développé une vision plus synthétique sans être pour autant tombée dans le piège du syncrétisme. Ce qui fait sa force c'est, d'une part, une grande stabilité dans le temps des corrections effectuées et d'autre part, l'extraordinaire précision et pertinence des émotions associées à chaque déséquilibre.

Voici un petit exemple visuel.

Ce garçon de 17 ans se tenait voûté. Après détection par test musculaire, la séance porte sur un stress de la voûte plantaire avec les émotions spécifiques qui s'y rattachent telles que « éparpillé » au lieu d'être « centré ». C'est un équilibrage du programme d'amélioration posturale d'Adaptogenèse avant/arrière.

Cette correction s'est effectuée au travers de libérations de stress émotionnel et de points d'acupuncture précis. Ce garçon était en quête de repères sûrs et stables sur lesquels s'appuyer, mais qu'il n'arrivait pas à trouver. La recherche de repères, de points d'appui, est souvent retrouvée dans les voûtes qui ont tendance à s'affaisser.

Voici la différence de posture avant et après la séance ; on peut noter un changement de posture immédiat :

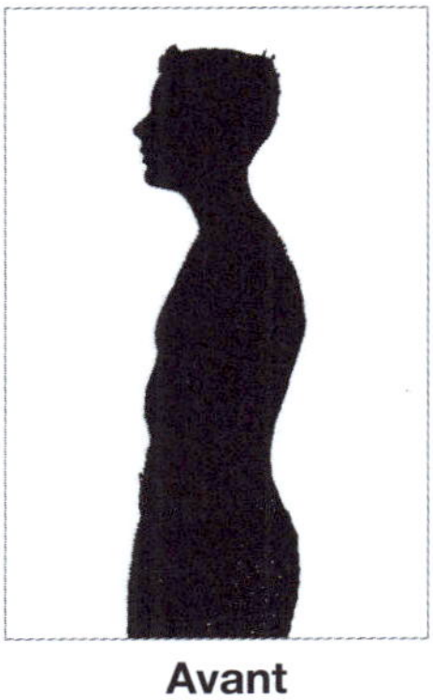

Avant

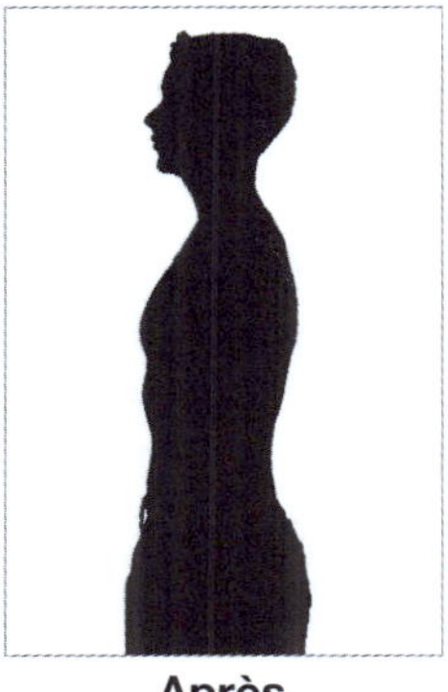

Après

Deuxième partie

Les bases de la kinésiologie

Pour mieux comprendre ce que nous allons aborder dans cette partie, c'est-à-dire les deux principales approches kinésiologiques, le Touch For Health et l'Éducation Kinesthésique, je vous propose un petit aperçu de l'énergétique chinoise.

Nous y découvrirons l'interrelation et l'interdépendance de chaque chose et la notion d'énergie.

Petite introduction à l'énergétique chinoise

La médecine chinoise traditionnelle chinoise découle d'une philosophie naturaliste : l'**être humain et l'univers sont soumis aux mêmes lois naturelles.**

> **L'être humain est un microcosme (un petit univers) à l'image du macrocosme (de l'univers tout entier) dont il est partie intégrante. Des mécanismes identiques gouvernent la vie sur terre, celle des astres dans le ciel et celle de l'équilibre interne du corps humain.**

Elle nous enseigne comment comprendre la globalité de la personne humaine en tant qu'ensemble corps-âme-esprit, comment reconnaître les causes de la santé ou de la maladie, et comment parvenir au rétablissement de la santé perdue dans un cas bien précis. Système complet et cohérent qui possède une représentation spécifique de l'être humain, de son fonctionnement et de ses dysfonctionnements, l'énergétique chinoise est née de l'observation de la nature et de l'expérience de nombreuses générations de médecins et de savants. Sa rigueur et sa structure en font une science à part entière.

Pour nous, en tant qu'Occidentaux, la santé, c'est ne pas être malade, soit l'absence de symptôme. Pour y arriver, il y a lutte et combat contre le symptôme et la maladie. Pour les Chinois, la santé inclut la notion d'équilibre : la maladie n'est que le résultat d'un déséquilibre, elle manifeste une perturbation qui peut se trouver au même titre au niveau physique et au niveau psychique, deux niveaux complètement indissociables.

Le Ch'i – L'énergie

Il y a de nombreuses façons de l'écrire : « Ch'i », « Qi », « Chi » ou « Ki ». C'est le nom que l'énergétique chinoise donne à l'énergie vitale, au souffle vital, à l'élan vital.

La principale différence entre la vision occidentale de la santé et la méthode curative asiatique est le concept fondamental de la force vitale, de l'énergie Ch'i qui coule en nous de façon harmonieuse et equilibrée. **C'est de cette harmonie et de cet équilibre que naît la santé.** Lorsque la force vitale ne circule pas en nous de manière correcte, il y a disharmonie et déséquilibre, puis vient la maladie.

La circulation de l'énergie Ch'i dépend de notre style de vie, de nos habitudes concernant, par exemple, les repas, le sommeil, le travail, nos loisirs ou notre entourage...

Dans notre vision occidentale, la notion d'énergie vitale n'existe pas, nous avons plutôt la notion de fonction organique vitale (au sens de « nécessaire à la vie »).

▸ La vision holistique

Le Ch'i, le Yin et le Yang, les Cinq Éléments sont une manière d'expliquer le fonctionnement de l'univers, de la nature et de l'homme.

La médecine chinoise traditionnelle porte un regard holistique sur l'ensemble corps-cerveau-esprit. Cet ensemble est une unité qui est fondée sur la théorie du Yin et du Yang. Le Yin et le Yang sont nés du Ch'i originel. Le Ch'i originel ou yuan ch'i, s'est transformé dans le Ch'i du ciel et de la terre puis il est devenu la base de l'entière infrastructure théorique de la médecine chinoise.

Dans son état primordial, l'existence du Ch'i originel signifie que toutes choses sont Une.

D'après les anciens Chinois, notre corps absorbe de l'énergie par différents moyens (nourriture, respiration, chaleur du soleil...) et la distribue également dans notre organisme par un système énergétique appelé le système des méridiens. Ces méridiens sont comme des rivières qui parcourent notre corps afin de l'approvisionner en énergie. Si l'énergie circule, tout va bien, mais si des déséquilibres surviennent, nous commençons à fonctionner en deçà de notre potentiel de bien-être.

L'énergie qui circule dans nos méridiens est influencée par notre environnement (climat, rythme de vie, lieu géographique, saison...) et par notre vie quotidienne (mouvements, travail, relations, émotions, alimentation...). Vous l'avez compris la circulation de l'énergie Ch'i dépend de notre style de vie, de nos habitudes concernant, par exemple, les repas, le sommeil, le travail, nos loisirs ou notre entourage... mais aussi de notre façon de regarder et de penser, de nos valeurs.

Pour maintenir cet équilibre, nous devons aussi tenir compte de nos attitudes physiques, mentales et émotionnelles, qui doivent rester en accord avec les lois universelles.

C'est ce que j'appelle l'écologie personnelle.

La théorie du Yin-Yang

Le Yin et le Yang sont deux forces contraires, égales et complémentaires, semblables mais non identiques ! Cette bipolarité se retrouve dans l'univers, c'est la notion de dualité et d'alternance ; tout dans la nature possède son opposé et existe parce que son contraire existe.

Ainsi, le Yang sera plutôt le positif, l'émetteur, le masculin, le ciel, le jour... et le Yin, le négatif, le récepteur, le féminin, la terre, la nuit...

La théorie du Yin-Yang a son équivalent occidental moderne : **le principe holographique.**

Selon le principe holographique « chaque partie contient le tout ». Ce principe est à la base de la communication cellulaire entre l'esprit et le corps dans l'interaction dynamique. Il est bien connu que chaque cellule contient une copie du plan global inscrit dans l'ADN.

Le principe holographique est utilisé par Karl Pribram pour expliquer la mémoire.

« L'hologramme est l'image physique dont les qualités de relief, de couleur et de présence tiennent au fait que chacun de ses points contient presque toute l'information de l'ensemble qu'elle représente. »

Mais ce concept peut être largement étendu à toute organisation. Nous avons ce type d'organisation dans nos organismes biologiques, chacune de nos cellules, y compris la plus modeste cellule de notre épiderme, contient l'information génétique de notre être global. Dans ce sens, on peut dire non seulement que la partie est dans le tout, mais que le tout est dans la partie.

Mais... « le tout est plus grand que la somme des parties. » Confucius

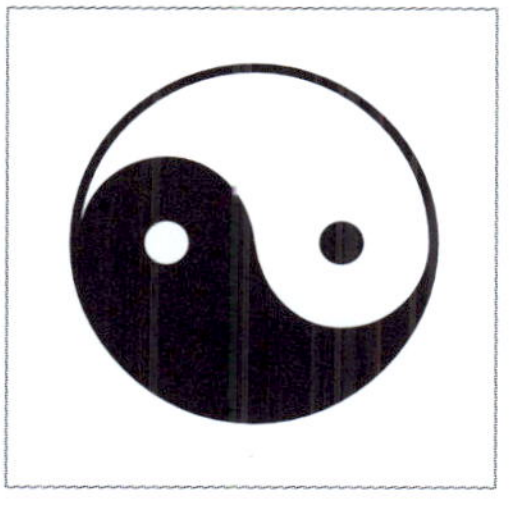

Le symbole Yin-Yang

La théorie des Cinq Éléments

Dans l'énergétique, nous rencontrons la théorie des cinq mouvements (cinq éléments) : Bois, Feu, Terre, Métal, Eau.

Ces cinq mouvements ou éléments sont associés aux organes et entrailles du corps humain. Les organes et les entrailles travaillent en couples et connaissent de la même manière des relations d'interdépendance et de contrôle.

Les méridiens qui sont liés directement aux organes et aux entrailles obéissent donc également à la théorie des cinq mouvements.

Ces cinq éléments ne sont pas des éléments chimiques mais plutôt cinq aspects vitaux du monde, cinq essences représentant les cycles de la terre. On peut dire qu'ils expriment également les stades de la vie :

Dans la phase de la naissance de l'univers apparut le Bois – toutes les matières croissantes.
Dans la phase d'adolescence houleuse, ce fut le Feu – l'air, les gaz.
Dans la phase adulte, de maturité, ce fut la Terre – la boue, le sol.
Dans la phase de dégénérescence, ce fut le Métal – toutes les matières inorganiques.
Dans la phase de mort-renaissance, ce fut l'Eau – toute l'humidité.

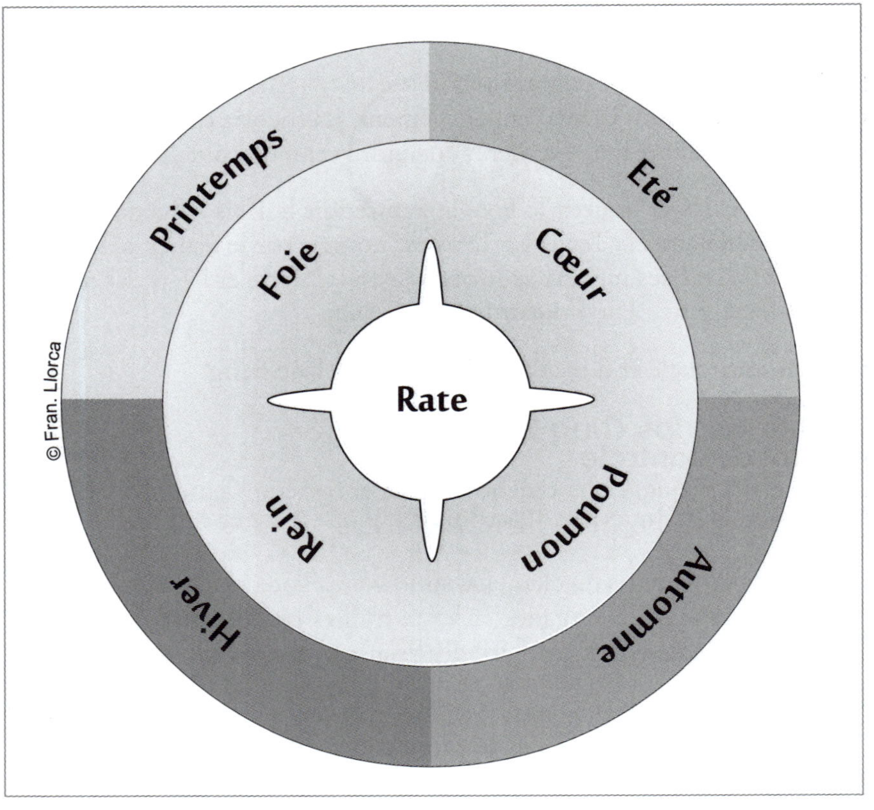

Les Saisons et les Organes
La cinquième saison (intersaison) est reliée à la Rate et à l'élément Terre.

En énergétique chinoise, chacun des cinq éléments est en correspondance avec une saison, des émotions, des mouvements intérieurs, des attitudes (voir tableau). La cinquième saison (élément Terre) n'a aucune réalité dans notre calendrier. Pour votre information, sachez que ces saisons durent 72 jours et les intersaisons 18 jours. Il y a quatre intersaisons correspondant toutes à l'élément Terre. En Chine, les solstices et les équinoxes correspondent aux milieux des saisons ; alors qu'en France le 21 juin marque le début de l'été, en Chine il correspond au milieu de l'été.

▸ La loi d'engendrement

Les cinq éléments sont en interaction les uns avec les autres, ils se suivent et sont nourris selon la loi d'engendrement. La théorie est la suivante : le mouvement qui précède (la mère) engendre celui qui suit (l'enfant).

Exemple : Le Bois nourrit le Feu, le Feu réduit le Bois en cendres et les cendres se mêlent à la Terre. La Terre est nourrie par le Feu et la Terre engendre le Métal, les métaux se forment dans la Terre et l'Eau est nourrie par le Métal, puis l'Eau nourrit le Bois.

Le cycle est bouclé et il recommence : **c'est la loi Sheng.**

▸ La loi de contrôle

C'est la loi Ko. Par exemple, le Bois retient la Terre et évite l'érosion, la Terre contient l'Eau par le barrage, l'Eau éteint ou réduit le Feu, le Feu fait fondre le Métal, et le Métal coupe le Bois.

Le Bois	contrôle	la Terre
La Terre	contrôle	l'Eau
L'Eau	contrôle	le Feu
Le Feu	contrôle	le Métal
Le Métal	contrôle	le Bois

Les organes

Les organes sont le cœur, le foie, la rate-pancréas, les poumons, les reins, ils travaillent sans cesse, ils sont de nature yin. Les entrailles sont creuses. Ce sont l'intestin grêle, la vésicule biliaire, l'estomac, le gros intestin, la vessie, ils travaillent de façon ponctuelle et sont de nature yang. Les organes et les entrailles sont rapportés aux cinq mouvements par analogie et ils sont classés par paires.

ÉLÉMENT			
BOIS	Organe	Foie	
	Entrailles	Vésicule biliaire	
FEU	Organe	Cœur	Maître du Cœur
	Entrailles	Intestin grêle	Triple Réchauffeur
TERRE	Organe	Rate-Pancréas	
	Entrailles	Estomac	
MÉTAL	Organe	Poumon	
	Entrailles	Gros intestin	
EAU	Organe	Rein	
	Entrailles	Vessie	

À chaque élément correspond un couple organe/entrailles.

Les méridiens

L'homme en énergétique chinoise est représenté avec les bras en l'air.

Les méridiens sont classés en Yin ou en Yang selon le sens dans lequel ils se dirigent dans le corps.

L'énergie yang s'écoule du Soleil vers la Terre, donc les méridiens yang partent du bout des doigts, vont jusqu'à la tête et de la tête jusqu'aux pieds.

L'énergie yin émane de la Terre, donc les méridiens yin partent du bout des pieds, remontent par les jambes sur le torse, le long de la face interne des bras et se terminent au bout des doigts.

Les méridiens sont en plénitude chacun à leur tour sur un cycle de vingt-quatre heures : ce sont les marées énergétiques.

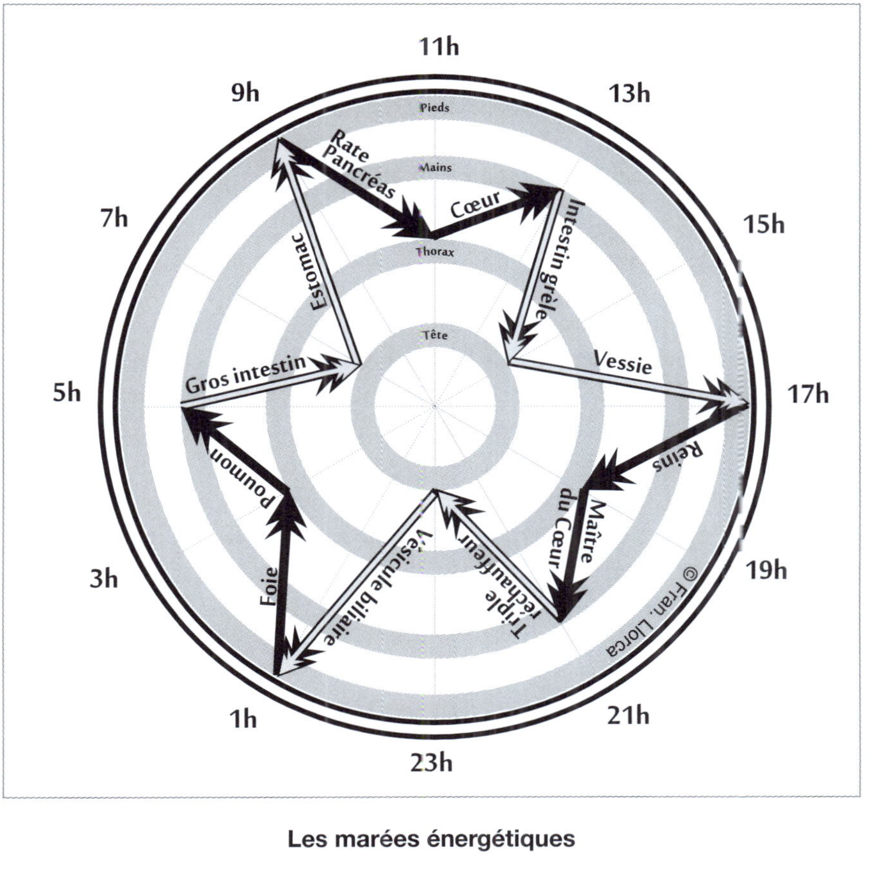

Les marées énergétiques

Le Touch For Health ou la Santé par le Toucher

La philosophie de cette méthode de santé et de développement des potentiels est issue des recherches de George Goodheart, qui la destinait aux professionnels de la santé.

En 1964, John Thie rencontre George Goodheart à un congrès de l'Association américaine de chiropractie à Denver. Cette rencontre va permettre à John Thie de concrétiser ses idées sur la santé. John et Carrie (sa femme) voulaient que G. Goodheart écrive pour les profanes. Celui-ci leur répondit : « Si vous voulez un livre pour les profanes, vous n'avez qu'à l'écrire vous-même. » C'est ce que fit John Thie en rédigeant le premier ouvrage de Touch For Health en 1973.

L'esprit de John Thie

Pour mieux comprendre l'esprit du travail de John Thie, il faut tenir compte de la profondeur de sa foi en Dieu. Pour lui, chaque personne doit prendre soin d'elle-même de façon naturelle afin de conserver la santé que Dieu lui a donnée à la naissance. Son idée de base était de développer la responsabilité personnelle, la conscience de soi et le self-care (autosoin). Il voulait que prendre soin de sa santé devienne aussi quotidien et aussi simple que se brosser les dents. Il lui semblait inutilement coûteux d'attendre l'apparition d'un malaise grave pour prendre soin de sa santé.

Voici quelques paroles de John Thie mettant en lumière l'état d'esprit dans lequel il a œuvré :

> *« Je travaille avec ce système d'équilibrage de l'énergie de l'être humain depuis maintenant plus de trente ans, et la facilité avec laquelle il permet d'aider les personnes ne cesse de m'étonner. Leur capacité à changer de posture, d'attitude et d'aspirations, que ces changements soient subtils ou*

spectaculaires, est une source constante de joie pour moi-même et pour ceux avec qui je travaille. Je VOUS invite maintenant à réfléchir sur ce que vous voulez réellement que la vie vous apporte, et à équilibrer votre énergie et vos muscles pour vous aider à atteindre vos objectifs, soulager vos douleurs et libérer vos tensions. »

Dr John F. Thie, Malibu, Californie, mars 2002.

Le principe du Touch For Health

Le principe : lorsque nous améliorons la tonicité d'un muscle, nous restaurons aussi le courant d'énergie du méridien concerné, et ceci soulage également l'organe qui fait partie du système. Nous permettons aux forces vitales de notre corps de circuler librement et sans interruption.

Pour Goodheart, ce n'est pas le spasme musculaire qui provoque le déséquilibre, mais ce sont les muscles affaiblis sur un côté du corps qui entraînent les muscles sains à devenir ou à paraître tendus.

La Santé par le Toucher utilise ce concept et, plutôt que d'intervenir sur le muscle crispé, elle aborde en premier lieu le renforcement du muscle opposé ou affaibli. Ensuite, si le problème demeure, elle s'interessera au muscle tendu.

Les muscles sont en correspondance avec des méridiens qui eux-mêmes sont en relation avec des organes précis. Le Touch s'appuie sur l'énergétique chinoise. Comme nous l'avons vu précédemment, pour la médecine traditionnelle chinoise notre santé dépend de l'équilibre de l'énergie vitale : le Ch'i.

Cette énergie Yin-Yang circule dans notre corps par les méridiens et obéit à ce principe de polarité que l'on retrouve dans la nature.

« La force qui est en chacun de nous est notre plus grand médecin. »
Hippocrate

La Santé par le Toucher, base de la Kinésiologie, offre la possibilité de travailler sur la liaison entre le corps et l'esprit en s'appuyant sur le système des méridiens, véritable interface entre notre corps physique et énergétique.

Le principal objectif de cette méthode est la gestion du stress en relation avec la posture procurée par l'équilibre énergétique, nutritionnel et émotionnel. Une situation sans issue qui dure dans le temps verrouille souvent la nuque, le dos et les mollets et la posture se modifiera en conséquence.

Nos malaises ou nos dysfonctionnements, qui s'inscrivent dans notre corps, s'accompagnent ou sont précédés d'un affaiblissement musculaire et d'une modification de la posture.

La triade de la santé

Ce système Touch For Health définit l'importance de la posture et l'imbrication des trois aspects de l'être humain : structurel, nutritionnel et émotionnel. Il est basé sur le principe que tout déséquilibre, tout stress, se manifeste par des muscles testés « faibles », c'est-à-dire dont le tonus est abaissé.

Cette technique simple et efficace s'intègre rapidement et s'applique immédiatement. Elle ouvre des domaines de réflexion dans l'art d'aider et elle correspond parfaitement à une utilisation professionnelle ou familiale. Elle améliore notre équilibre postural, réduit les tensions, la douleur physique ou psychique et nous aide à atteindre nos objectifs.

Cette méthode permet de découvrir les endroits de blocage de l'énergie vitale et la façon de rétablir l'équilibre naturel. L'énergie vitale parcourt les méridiens énergétiques.

Le principe de base est assez simple : le corps est parcouru par quatorze méridiens. Chacun des muscles testés est associé à un méridien énergétique (ceux utilisés en acupuncture chinoise). Si le muscle est correctement alimenté en énergie, il garde sa position sans aucun effort. S'il existe un déséquilibre (les causes sont diverses), le muscle manifeste un affaiblissement de son tonus et cède à la pression exercée, même si elle est très douce.

Si une ou plusieurs faiblesses musculaires sont détectées par les tests, cela met en évidence des tensions anormales qui amènent inévitablement un changement de posture de l'individu. En conséquence, la position des organes internes est aussi modifiée et leur fonction affectée. Nous avons vu en énergétique que les organes sont associés à des émotions, donc notre état émotionnel sera affecté aussi.

Il y a deux moyens de montrer son déséquilibre à la personne : soit par le test musculaire, soit par l'observation. Le test détecte finement, mais nous pouvons aussi, par simple observation visuelle, montrer à la personne ses déséquilibres posturaux. La posture d'un individu est fondamentale. S'il existe une bonne relation entre les parties du corps, cela permet à celles-ci de travailler ensemble, en harmonie et de maintenir l'individu en bonne santé. Les tensions et les stress, aussi bien émotionnels que physiques, s'en trouvent réduits, et il s'ensuivra une amélioration de la posture et de notre bien-être.

En équilibrant nos muscles et notre énergie, c'est tout notre être qui s'en trouve mieux. La Santé par le Toucher est une technique éducative :

> *« Nous passons bien quelques minutes par jour à nous brosser les dents, pourquoi ne passerions-nous pas quelques minutes par jour à équilibrer notre énergie ? », dit John Thie, le créateur de cette méthode.*

L'énergétique chinoise conçoit l'être humain de façon globale et ne fait pas de séparation entre le corps et l'esprit. Elle considère que chaque organe non seulement joue un rôle physique, mais possède aussi des fonctions mentales, émotives et psychiques.

Le Touch For Health prend en compte les trois aspects de la personne qui sont en constante interrelation :

- **Aspect émotionnel :** les émotions imprègnent tous nos comportements physiques et psychologiques.
- **Aspect structurel :** les os, muscles et fascias façonnent l'apparence de la personne et déterminent sa posture et sa gestuelle.
- **Aspect biochimique :** cela concerne la respiration, les fonctions digestion/élimination, l'endocrinologie.

C'est ce qui est appelé la triade de la santé.

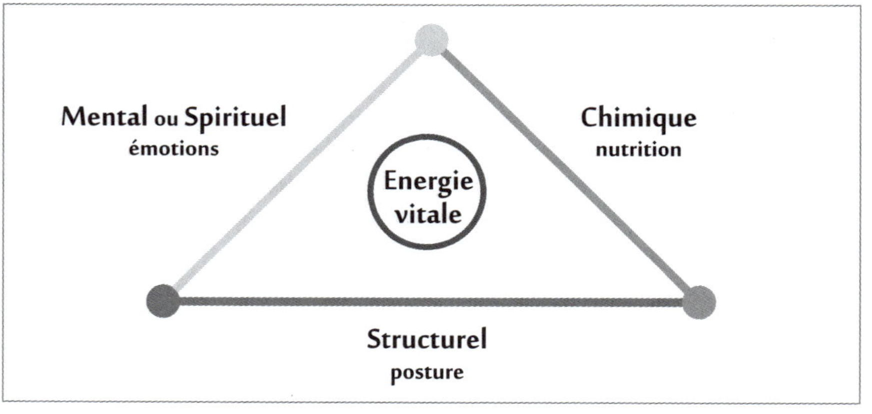

La triade de la santé
La triade de la santé symbolise un équilibre qui peut être perturbé par un problème structurel (dysfonctionnement mécanique), ou un problème biochimique (nutrition, environnement...), ou encore un problème psychique (traumatisme émotionnel, stress...).

L'objectif du Touch For Health : l'équilibre

Selon notre équilibre énergétique, nous sommes plus ou moins fragiles face aux événements blessants, qu'ils soient émotionnels ou physiques. Ces événements à leur tour exerceront une influence sur ce que nous éprouvons. Par exemple, une foulure qui arrive dans un moment où notre équilibre est moindre aura plus de mal à guérir ; mais cette foulure s'est aussi produite parce que nous étions moins présents et moins ancrés. Nous sommes dans un ensemble où il ne faut pas regarder les faits de manière linéaire et horizontale, mais comme un tout. Sinon, nous repartons sur l'éternelle question de la poule et de l'œuf.

L'équilibre énergétique est très vaste : on doit regarder la personne comme un tout, émotionnel, physique, mental et spirituel.

Imaginons une forteresse : si l'un des côtés est attaqué, des renforts arriveront. S'il y a beaucoup de renforts en réserve, c'est super : il n'y aura pas de postes délaissés. Mais si ce n'est pas le cas, si plusieurs brèches ont été percées, elles vont réclamer de nombreux renforts, et, de ce fait, certains postes seront délaissés et donc fragilisés.

Notre système énergétique est un système où ce que nous mangeons, ce que nous vivons, les agressions physiques, les harcèlements mentaux, les chocs émotionnels provoquent des points faibles qui peuvent se transformer en brèches. Si notre corps doit faire face à de nombreux stress, il sera moins résistant, émotionnellement ou physiquement.

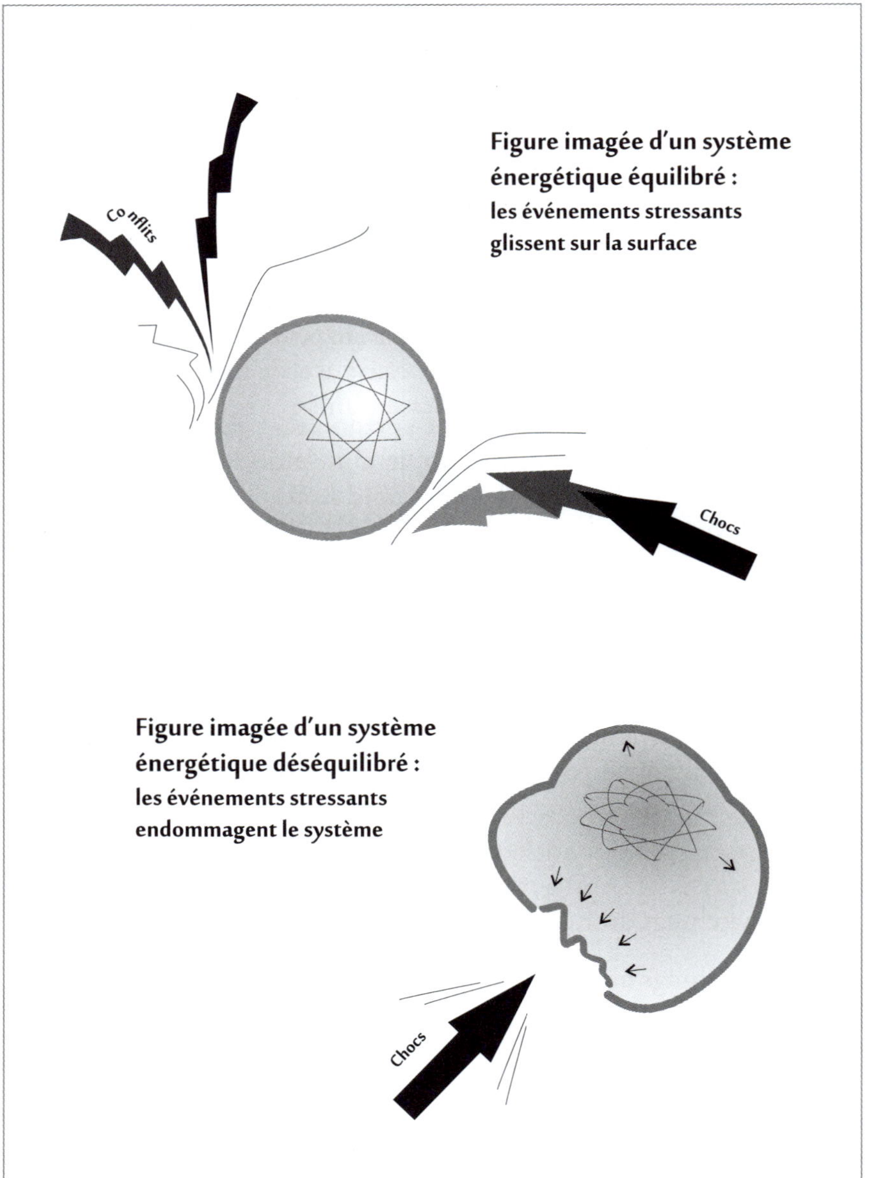

Schéma imagé d'un système énergétique

Comment se déroule une séance de TFH ?

Le but de la Santé par le Toucher est de tester et d'équilibrer nos muscles pour libérer la circulation de l'énergie dans le corps.

Comment fait-on cela ?

Première étape : les exercices d'auto-équilibrage, appelés « prétests ».

Nous pratiquons un auto-équilibrage qui va bénéficier autant au praticien qu'au client. Nous l'avons vu dans le chapitre de la vérification musculaire, il s'agit d'obtenir une lecture claire avec le moins d'interférence possible. Les prétests en TFH sont les suivants :

- le pinch, sur le deltoïde : testez, le muscle doit être fort. Pincez le ventre du muscle, le test devient faible. Étirez le ventre du muscle, le test devient fort ;
- l'hydratation : boire de l'eau ;
- le mouvement croisé, dit « Cross Crawl » ;
- le test du renversement d'énergie du vaisseau Conception puis du vaisseau Gouverneur. Brosser, « balayer » chaque méridien plusieurs fois en passant votre main de haut en bas et de bas en haut en suivant le trajet de ceux-ci. Terminer aux lèvres.

Il y en a d'autres :

- les switchings droite/gauche ;
- les switchings haut/bas ;
- les switchings avant/arrière ;
- l'inhibition visuelle ;
- le test de l'énergie auriculaire.

Deuxième étape : Trouver le bon objectif.

À partir d'un objectif précis, nous allons évaluer à l'aide de la vérification musculaire ce que provoque l'énoncé de cet objectif au niveau de la tonicité du muscle.

Par exemple, en pensant ou en énonçant ce que vous devez faire demain, le muscle sollicité « verrouille ». Cela signifie : « Je suis à l'aise avec cette situation ! »

Si le muscle ne tient pas la position, il « déverrouille », ce qui signifie : « Cette situation provoque chez moi un malaise. »

La vérification donne aussi cette indication : « Mes méridiens sont harmonieusement équilibrés (ou pas). »

Le feedback musculaire est une réponse physiologique qui échappe au contrôle du mental conscient. Le test permet d'accéder à la conscience du corps, à sa mémoire. Que ce soit penser à une situation stressante, ou bien la décrire à voix haute, il va y avoir un impact sur la circulation énergétique. Nous verrons plus loin que, pour le cerveau, « c'est comme si = c'est. »

Les tests musculaires permettent ainsi d'établir « le bilan » d'une situation donnée.

Troisième étape : rééquilibrer notre état énergétique et libérer l'émotion.

Pour équilibrer, le Touch propose des moyens de renforcement. Pour « choisir » quel sera le meilleur outil de renforcement, nous utilisons encore le « test musculaire ».

Ces techniques de renforcement ont, pour certaines, été développées par la Kinésiologie Appliquée (*points réflexes neuro-lymphatiques et neuro-vasculaires...*) ou bien elles sont issues de la tradition chinoise (*tonification, sédation...*). Voici les différentes techniques de renforcement utilisées en TFH :

- les techniques liées aux muscles : origine/insertion, golgi et fuseaux neuro-musculaires ;

- la stimulation des points réflexes neuro-lymphatiques (Chapman) ;
- la tenue des points réflexes neuro-vasculaires (Bennett) ;
- les techniques d'énergétique chinoise : stimulations ou tenues de points, danse des méridiens, tonification, etc.

Le principe des points neuro-vasculaires, neuro-lymphatiques et d'acupressure est simple : ils vont agir comme des interrupteurs.

Le corps humain est parsemé « d'interrupteurs » qui, ouverts, laissent circuler l'énergie, mais qui, sous l'effet de stress, ont tendance à se fermer et à empêcher la libre circulation de notre énergie dans les méridiens.

Nous pourrions comparer le kinésiologue à un électricien qui teste quel est le circuit où l'électricité est coupée. Pour trouver la panne dans ce circuit électrique, l'électricien dispose d'un petit boîtier testeur qui permet de localiser les coupures. En Touch, nous localisons le circuit défaillant. Pour cela, nous mettons un muscle en extension, s'il est faible, nous posons la main sur le point d'acupuncture précis ou le point réflexe correspondant, et nous sentons alors le muscle devenir fort. C'est ainsi que nous localisons un circuit bloqué. Nous allons ensuite rétablir les liaisons énergétiques, puis revérifier que le muscle est redevenu tonique sans que nous ayons besoin de tenir les points d'acupuncture.

La lampe s'allume ? Le circuit est rétabli !

Le muscle verrouille ? Le circuit est rétabli !

Par exemple, si le muscle en liaison avec le méridien Estomac teste faible, nous mettons deux doigts sur le point réflexe neuro-lymphatique correspondant à Estomac : si cela restaure la tonicité, cela veut dire que c'est ce point-là qui est perturbé et qui doit être rétabli.

Certains « interrupteurs » sont situés sur le tronc et le dos (on les appelle « points neuro-lymphatiques », ils ont été découverts par Chapman), d'autres sont sur le crâne (les points neuro-vasculaires découverts par Bennett), d'autres encore sont situés sur le trajet des méridiens (ce sont les fameux points d'acupuncture), etc.

Nous, nous parlerons de « points de digitopressure (ou d'acupressure) », car, contrairement aux acupuncteurs, nous n'employons pas d'aiguilles, mais nous stimulons les points avec les doigts.

La libération des émotions se fait par tenue des points de libération pendant que le client bouge les yeux dans toutes les directions.

▸ Les 14 tests principaux du Touch

Les Chinois décrivent douze méridiens principaux et huit « merveilleux vaisseaux » qui parcourent le corps.

En Touch For Health, douze muscles précis sont testés en rapport avec les douze méridiens. Les créateurs de cette technique ont rajouté dans les tests deux méridiens que les Chinois appellent « méridiens curieux » ou « merveilleux vaisseaux » : le vaisseau Conception et le vaisseau Gouverneur.

Cela fait donc quatorze tests musculaires correspondant à quatorze méridiens.

En Occident, le nom des méridiens correspond à l'organe qu'ils nourrissent, mais il est tout à fait faux de conclure à une faiblesse de l'organe en cas de test faible du muscle correspondant.

Par exemple, si le muscle grand pectoral sternal est faible, cela indique une perturbation énergétique au niveau du méridien Foie, ce qui ne correspond pas forcément à un déséquilibre physiologique de l'organe foie. Le méridien correspond à la fonction dans tous ses aspects : physiologique, émotionnel, énergétique.

Les tests doivent être effectués dans l'ordre chronologique décrit, qui correspond à l'ordre énergétique des cycles découvert depuis des millénaires. Dans la roue ci-après, vous découvrirez les méridiens et leurs heures de marée énergétique, la roue complète représente un cycle de vingt-quatre heures.

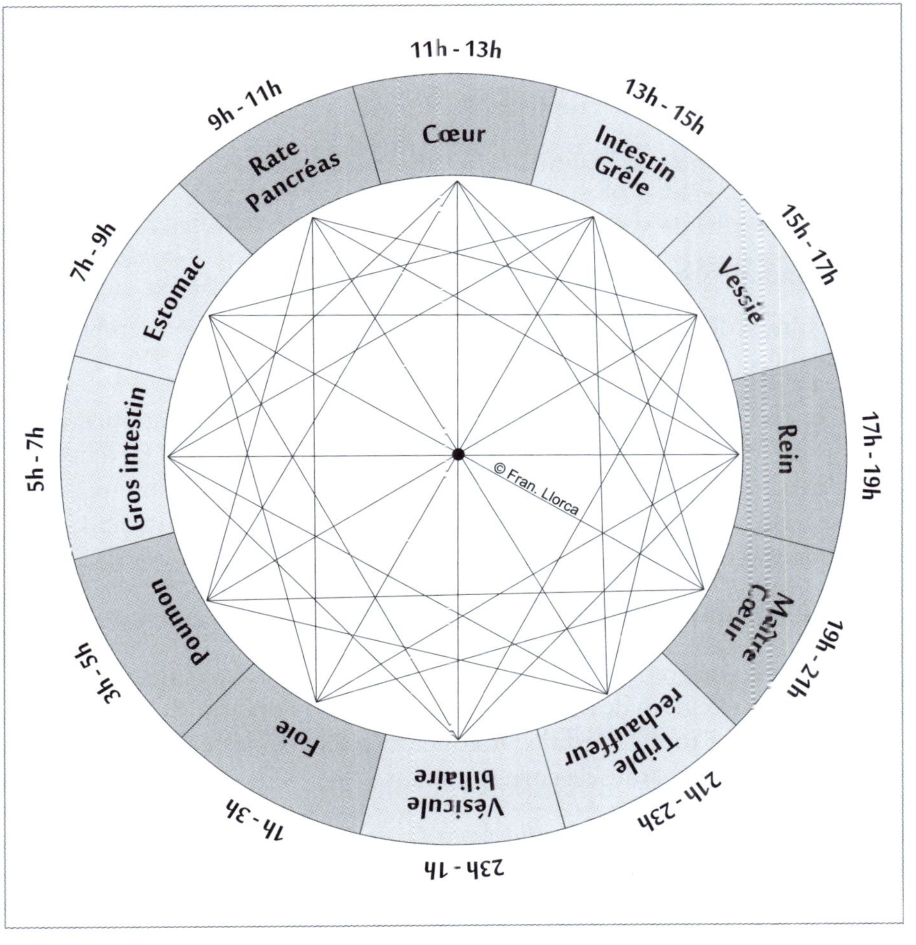

La roue horaire de circulation de l'Énergie dans les Méridiens

Voici donc la série de tests du Touch For Health et les relations muscles/méridiens :

1. Sus-épineux correspondant au vaisseau Conception.
2. Grand rond correspondant au vaisseau Gouverneur.
3. Grand pectoral claviculaire correspondant au méridien Estomac.
4. Grand dorsal correspondant au méridien Rate-Pancréas.
5. Sous-scapulaire correspondant au méridien Cœur.
6. Quadriceps correspondant au méridien Intestin grêle.
7. Péroniers correspondant au méridien Vessie.
8. Psoas correspondant au méridien Rein.
9. Moyen fessier correspondant au méridien Maître du cœur.
10. Petit rond correspondant au méridien Triple Réchauffeur.
11. Deltoïde antérieur correspondant au méridien Vésicule biliaire.
12. Grand pectoral sternal correspondant au méridien Foie.
13. Grand dentelé correspondant au méridien Poumon.
14. Tenseur du fascia lata correspondant au méridien Gros Intestin.

L'objet de ce livre n'est pas d'apprendre à tester tous ces muscles, vous trouverez une liste d'écoles pour approfondir ces techniques en fin d'ouvrage.

Dans la roue ci-après, vous découvrirez les méridiens et leur muscle test associé.

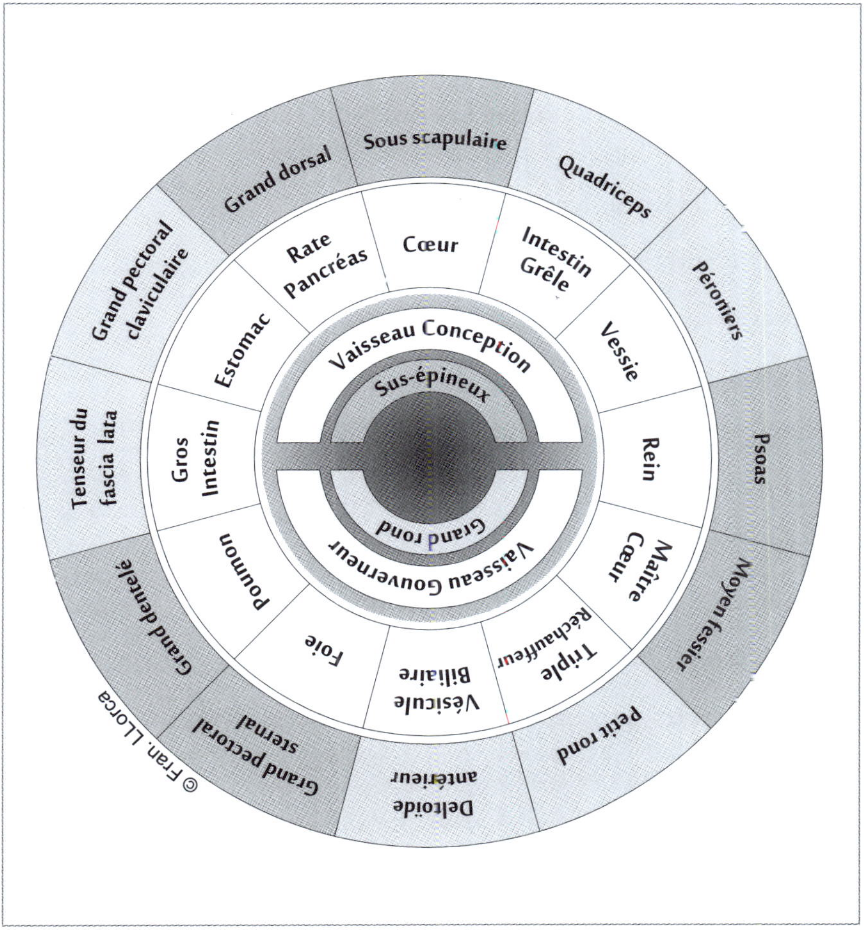

Les méridiens et les muscles associés

▸ Les outils du Touch For Health

Lorsqu'on se forme à la technique du Touch For Health, on apprend comment rééquilibrer le corps. Les outils du Touch sont nombreux, en voici quelques-uns :

– Touchers des neuro-lymphatiques.

– Effleurements des neuro-vasculaires.

– Tonification, sédation des méridiens.

– Brossage des méridiens.

– Massage des propriocepteurs.

– Technique des points Luo.

– Technique cérébro-spinale.

– Équilibrage par la nourriture pour renforcer l'équilibre :

- 1 – Prendre des aliments biogéniques,
- 2 – Éviter les aliments biocidiques.

– Équilibrage par les couleurs.

– Équilibrage par les sons.

– Équilibrage par les Huit Tibétains.

– Équilibrage des Gaïts.

– Libération neuro-lymphatique.

– Équilibrage de la Roue suivant la Loi des Carrés, des Triangles, et la Loi Midi-Minuit.

Je ne peux approfondir ici ces techniques, car elles sont enseignées par des écoles, par contre vous trouverez, en fin d'ouvrage, les cursus et les sites de référence.

▸ Une séance sur le thème d'une « mémoire de douleur »

Voici un équilibrage Touch For Health portant sur une mémoire de douleur.

Klébert a 16 ans, il pratique le rugby, il vient me voir car l'entorse qu'il s'est faite il y a deux mois l'empêche encore de courir. Il a déjà eu des entorses à l'autre cheville, mais celle-ci est tenace et continue à le gêner.

Lorsque je lui demande comment il se sentait physiquement lors du match où il s'est fait mal, il me répond :

> *Un peu fatigué, car j'avais voyagé toute la nuit précédente en bus.*

Je demande :

> *Comment se déroulait le match ?*

Il répond :

> *J'étais assez énervé contre l'arbitre.*

Le test m'indique un autre stress.

Je lui redemande :

> *Y avait-il autre chose qui te gênait ?*

Klébert :

> *Non.*

Avec l'aide du test, je trouve que le stress non identifié est en lien avec l'équipe.

> *Ah, dit-il, je vois ! Je vais peut-être partir en pension et comme je ne pourrai plus suivre les entraînements, je vais perdre ma place dans l'équipe.*

Klébert n'était donc pas au meilleur de sa forme, puisque son système énergétique devait s'occuper de ces trois points :

– fatigue physique (nuit en bus) ;

– colère envers l'arbitre ;

– crainte de perdre sa place dans l'équipe.

Il était fatigué, en colère, anxieux et donc moins présent comme souvent lors des chocs physiques. Aussi, lorsqu'il se fait mal à la cheville, douleur, colère et crainte de perdre sont liées.

Par le test musculaire, j'ai identifié la meilleure technique à utiliser en ayant indiqué au corps (par le test musculaire) les éléments que nous venons de découvrir. Klébert a bougé sa cheville pour identifier quel mouvement lui fait mal.

Nous avons fait une roue des quatorze muscles (voir plus haut le schéma de la roue). Les muscles qui testaient faibles ont été notés. Selon le protocole, nous avons stimulé certains points précis en liaison avec les muscles faibles. Puis, à la fin de la séance, nous vérifions que tous les muscles sont forts. Klébert bouge sa cheville, le mal est moindre.

Je continue avec une technique simple contre la douleur. Il bouge sa cheville : il n'a plus mal.

La séance a eu pour objectif de libérer des stress. À la fin de la séance, Klébert a fait quelques essais de course sur place, et tout allait bien, plus aucune douleur à la cheville !

Nous avons là l'exemple d'un système énergétique perturbé. Dans ce système complexe, le symptôme (il ne peut pas courir) n'est que le résultat d'un enchaînement d'événements successifs.

Voici la succession des événements dans leur ordre d'arrivée :

– fatigue physique (écologie perturbée)

– crainte de perdre

– colère

– choc et entorse.

Si nous ne traitons que la dernière étape en l'occurrence l'entorse qui n'est somme toute que la conséquence, nous occultons la cause. Le système énergétique de Klébert restera perturbé et il ne pourra donc pas éliminer la douleur ; de plus, il risque de déclencher d'autres accidents ou d'autres blessures.

Si l'équilibre énergétique est affecté, le test musculaire le démontrera, nous pourrons identifier le muscle, le méridien et/ou l'organe en déséquilibre, mais surtout nous pourrons remonter au « stresseur » de départ, comme dans le cas de Klébert.

Lors des premières rencontres avec un kinésiologue, nous nous libérons souvent de stress du passé, puis, lors des séances suivantes, selon ce que l'ensemble corps veut bien montrer, nous commencerons à travailler sur les schémas qui nous ont amenés à vivre certains événements comme stressants.

Klébert, lors de cette séance, a aussi découvert qu'il y avait un lien entre tous les événements de sa vie, qu'il ne pouvait pas séparer le physique de l'émotionnel.

Je lui ai aussi donné l'information qu'avait révélée le test, soit le schéma suivant : il a tendance à ne pas exprimer ses émotions.

Ces émotions contenues réduisent son état de vigilance et sa concentration.

En résumé :

Les stress et blocages dans l'ensemble de notre corps créent des nœuds et la stagnation dans notre système énergétique. La Kinésiologie est la science du mouvement, de la fluidité du corps et de l'esprit ; elle a pour objet de rétablir la libre circulation de l'énergie et ainsi de ramener l'équilibre perdu.

L'Éducation Kinesthésique

L'esprit de Paul Dennison

C'est une méthode complète développée essentiellement par Paul et Gail Dennison*.

Paul Dennison est un pionnier en matière de recherche sur les mécanismes de l'apprentissage.

D'abord enseignant dans les écoles publiques de Los Angeles, il a participé à la mise en place du programme de lecture Malabar, bien connu comme approche innovante de la lecture. Il est l'un des premiers à introduire des exercices moteurs et perceptuels auprès de ses élèves.

Il collabore pendant trois ans avec le docteur Louis Jacques, pionnier de l'entraînement visuel et le docteur Samuel Herr, avec qui il partage un centre d'apprentissage.

En 1975, il reçoit le prix Phi Delta Kappa de l'Université de Californie du Sud pour sa thèse de doctorat en sciences de l'éducation qui porte sur les mécanismes de l'acquisition de la lecture.

Ses recherches avec le docteur Richard Tyler et Bud Gibbs, kinésiologue du sport, l'amènent à mieux comprendre le lien qui existe entre le mouvement et l'apprentissage.

En 1979, il découvre le Touch For Health, dont il retient les grands principes pour créer son propre système : Brain Gym, qui deviendra la formation de base en Éducation Kinesthésique.

Au départ, mal voyant, bègue, présentant des troubles posturaux, ayant lui-même souffert de difficultés d'apprentissage, Paul Dennison s'est appuyé sur sa propre expérience pour mettre en avant d'autres approches.

* Voir glossaire.

Paul Dennison a donc effectué ses recherches avec l'aide d'équipes de médecins chiropracteurs, d'optométristes comportementaux, de danseurs, d'artistes... Gail Dennison, co-créatrice de l'Éducation Kinesthésique et des mouvements de Brain Gym, est à l'origine de plusieurs cours d'Éducation Kinesthésique, parmi lesquels Cercles de Vision, le cours de base des Mouvements Dynamiques et l'Exploration du Crayonnage en Miroir.

Vous avez peut-être déjà entendu parler de Brain Gym ?

Eh bien, c'est le module de base de l'Éducation Kinesthésique.

Le Brain Gym vise à développer les capacités d'apprentissage chez les enfants aussi bien que chez les adultes en utilisant principalement des mouvements et des exercices simples et ludiques. Le Brain Gym se base sur le lien qui existe entre le mouvement et l'apprentissage.

Les vingt-six mouvements du Brain Gym viennent d'influences aussi diverses que le t'ai ch'i ou le yoga, auxquelles ont été intégrées les découvertes récentes relatives à l'optométrie et au développement moteur.

Fondé sur les recherches de Newel Kephart, de Ray Barsch, des docteurs Doman et Delacato, et de Jean Ayres, le principe de ce processus est de construire tout nouvel apprentissage sur la base d'expériences motrices.

Le modèle de cet enseignement est de construire de l'abstrait sur des opérations concrètes, comme le décrivent Arnold Gesell, Jean Piaget, Maria Montessori et d'autres encore.

La base du modèle éducatif est de soutenir l'originalité du style de pensée et de développement d'une personne selon les suggestions d'innovateurs comme John Holt, Carl Rogers, Howard Gardner, Thomas Armstrong, Linda Clark et Jack Canfield.

En moins de dix-sept ans, la pratique du Brain Gym s'est répandue dans plus de 80 pays, et les manuels de cours sont traduits en 40 langues !

Les méthodes avancées de l'Éducation Kinesthésique, comme les « 7 Dimensions de l'Intelligence », font toujours appel à des mouvements, mais aussi à des pratiques énergétiques et des pratiques manuelles issues du cours de Rééducation du Mouvement.

Le principe de l'Éducation Kinesthésique

> « *La connaissance s'acquiert par l'expérience, tout le reste n'est que de l'information.* » Albert Einstein

Nous allons parler « d'apprentissage ». Ce terme désigne ici toutes les situations où nous devons apprendre. Il ne s'agit pas forcément que de la scolarité ; en tant qu'adultes, nous sommes aussi toujours en train d'apprendre au travers de nos expériences quotidiennes. L'autonomie, la capacité à gérer l'imprévu, à prendre de la distance avec nos émotions, la priorisation des objectifs et la gestion du temps, tout fait appel à nos capacités d'apprentissage !

Par exemple, un bébé arrive dans un couple, voilà un apprentissage. Un nouveau travail, un contexte nouveau, un changement de région ou d'habitude, tout cela fait aussi partie de ce que l'on nomme apprentissage. Si nous prenons en compte les nouveaux éléments que nous les assimilons sans que cela produise de stress, c'est super ! Nous passons tranquillement d'un mode de repérage à un mode automatique. Le fait de se retrouver en terrain inconnu est gérable. Si, par contre, les événements imprévus ou nouveaux sont difficiles à aborder sereinement, alors notre système d'apprentissage doit être amélioré afin de mieux vivre le changement.

Les termes « mode de repérage » et « mode automatique » font partie du vocabulaire de l'Éducation Kinesthésique.

Dès lors que l'expérience fait partie intégrante de la personne, aucun effort n'est nécessaire, le plaisir dans l'accomplissement de la tâche en est la preuve. L'apprentissage amène de nouveaux comportements qui apparaissent lorsque nous avons parfaitement intégré l'expérience.

> **L'Éducation Kinesthésique est une approche éducative, théorique et pratique qui se propose d'aider chacun à explorer sa manière d'apprendre et de se développer.**

L'Éducation Kinesthésique est focalisée sur le développement harmonieux du potentiel de la personne en utilisant pour cela le meilleur des enseignants : le mouvement (kinesthésie).

Éduquer, c'est restaurer la responsabilité de développement de l'individu, c'est l'aider à prendre conscience de ce qu'il fait et de la manière dont il le fait ; cela dépasse de loin de simples mouvements ou des équilibrations : il s'agit de développer la relation « corps-esprit ».

Dans l'Éducation Kinesthésique, dont le Brain Gym fait partie, il existe d'autres programmes éducatifs : les Cercles de Vision, l'Organisation Optimale, la Rééducation du Mouvement (que j'ai eu la chance de suivre avec Paul Dennison), les 7 Dimensions de l'Intelligence, pour ne citer que les plus courants. Vous trouverez le cursus complet d'Éducation Kinesthésique à la fin du livre.

Extrait d'une interview de Paul Dennison réalisée par Paul Landon* :

« L'école s'occupe du mental et la Kinésiologie est la science du mouvement. L'aspect physique de l'apprentissage a été oublié (comment on s'y prend pour scanner, balayer, une page quand on lit, comment nous écoutons – la télévision ne mobilise qu'une écoute passive). Le Brain Gym nous permet d'apprendre à écrire, à écouter et met l'accent sur les compétences physiques impliquées dans l'apprentissage. En effet, on donne aux enfants des informations mentales et verbales, mais ils ne savent pas comment les utiliser et ces informations n'ont aucune signification ni réalité pour le corps. J'ai trente années d'expérience dans une science de l'apprentissage qui implique le corps. Si vous voulez une métaphore, en voici une : les enseignants proposent un buffet rempli de nombreux plats (ils mettent les connaissances à disposition des enfants) et nous, nous leur apprenons comment manger tout cela ! »

En 1981, Paul Dennison met en place le résultat de ses recherches :

On peut dire que les côtés droit et gauche sont en équilibre lorsque, quelle que soit l'information donnée, ils réagissent, agissent de sorte que l'individu s'adapte à la situation : « lire, écrire, compter, écouter, bouger, sentir et ressentir, décider, choisir… »

* Voir glossaire.

Il met au point une méthode qui, par le mouvement, améliore la latéralisation, la coordination, la concentration et toutes les capacités nécessaires à l'apprentissage, c'est-à-dire :

- **Libérer et valoriser le potentiel de la personne.**
- **Améliorer la capacité à traiter l'information.**
- **S'adapter au monde environnant de manière agréable et efficace.**
- **Découvrir ou redécouvrir le plaisir d'apprendre, retrouver sa motivation pour atteindre ses objectifs.**

Ses objectifs visent, entre autres, à réaliser :

- Une meilleure intégration des côtés droit et gauche du corps, une meilleure interaction cerveau-œil, cerveau-oreille, cerveau-main, cerveau-corps. Dans l'apprentissage, la coordination cerveau-œil et cerveau-oreille joue un rôle crucial, surtout dans l'étape de l'apprentissage de la lecture.

- Une meilleure intégration des trois dimensions spatiales : droite-gauche pour la latéralité, haut-bas pour le centrage, avant-arrière pour la focalisation. L'intégration de ces trois dimensions permet une meilleure communication, favorise la compréhension, l'organisation dans le processus de l'apprentissage en général.

L'un des principes fondamentaux de l'Éducation Kinesthésique est basé sur le fonctionnement harmonieux des trois dimensions. En Brain Gym, des mouvements et des exercices précis ont été associés à l'équilibre de ces trois dimensions. Vous trouverez ci-après une illustration des mouvements les plus connus.

Dans l'Éducation Kinesthésique, les « trois dimensions » ont été définies comme suit.

1re dimension : la Latéralité

Elle est en lien avec les deux côtés (droit/gauche) du corps. **Cette dimension est responsable de nos moyens de communication intra- et interpersonnels.**

2e dimension : le Centrage

Il permet de gérer nos capacités d'organisation, de conjuguer sans stress réflexion et action. Lorsque cette dimension est branchée, il existe une organisation entre les parties hautes et basses du corps. La réponse instinctive de fuite ou de lutte face au danger peut être remplacée par une prise de décision rationnelle.

3e dimension : la Focalisation

Concentration et compréhension dépendent de cette dimension. Elle gère nos capacités à nous concentrer tout en restant conscients d'une vue d'ensemble.

▸ Le mouvement et son influence

Pour comprendre la base du lien entre le mouvement et la cognition, il faut avoir quelques notions de base sur le développement du bébé.

Le bébé accomplit en quelques mois des progrès énormes dans ses mouvements, sa posture, sa coordination. Dans un laps de temps d'environ un an, il passe de la position couchée à la position debout.

Cette capacité ne peut se réaliser qu'en créant des masses de réseaux neuronaux. Plus le bébé bouge, plus il active ses muscles, plus il est capable de découvrir son environnement par l'ouïe, la vue, le toucher, plus il crée de connexions et agrandit son champ de perception. Il reçoit de l'attention et ses efforts sont récompensés, il est donc motivé. En bougeant constamment, en rampant, en soulevant sa tête, le bébé active les muscles de son cou, les grands muscles de son dos et du ventre, qui sollicitent alors le système vestibulaire. Le système vestibulaire est le système sensoriel principal de la perception du mouvement et de l'orientation en relation avec les yeux et les oreilles. Par exemple, lorsque la tête et le corps sont en mouvement, le système vestibulaire est activé, les muscles des yeux bougent en réaction. Plus il bouge, plus il fortifie ses muscles oculaires et plus il augmente ses capacités de perception de l'environnement.

Dans les cas de stress intense, j'ai constaté que les yeux ont du mal à se mouvoir dans toutes les directions. Par exemple, dans la lecture, les yeux sont sollicités constamment sur une ligne horizontale et ils font des allers-retours incessants. Or, s'il y a stress, il y a fixité des yeux ; la fluidité de la lecture s'en trouvera altérée. Dans ce cas-là, il sera souvent difficile de comprendre ce qu'on lit !

On peut s'apercevoir de cette difficulté en suivant des yeux un objet que nous faisons bouger de droite à gauche et inversement.

Observons : que se passe-t-il s'il y a un stress ?

Le mouvement des yeux est saccadé, il y a des clignements toujours au même endroit lorsque l'objet repasse dans la même zone visuelle. La personne fatigue très vite. Dans le cas de la lecture, si les efforts sont importants pour l'œil, lire restera une source de fatigue et de stress et le processus de la lecture ne sera pas intégré. Lire sera fatigant, ou bien on aura du mal à comprendre ce qu'on lit.

Le développement de la latéralité

C'est dans la petite enfance, entre six mois et un an, que nous construisons notre façon de bouger. Nous développons naturellement en rampant, en marchant à quatre pattes ce qu'on appelle un mouvement bilatéral. C'est la pratique de ce mouvement bilatéral qui va aider à construire et à intégrer la dimension de la latéralité.

Plus tard, à l'âge adulte, nous marchons en « mouvements croisés ». Cela veut dire que, quand nous marchons, nous utilisons en même temps le bras gauche et la jambe droite et vice versa. Lorsque nous marchons, nous activons les deux côtés du corps simultanément. En général, cette façon bilatérale de se mouvoir est un processus automatique pour lequel penser n'est pas nécessaire. Nous sommes alors en mode automatique.

Le « Mouvement croisé » est développé durant la phase pendant laquelle le jeune enfant rampe. Si cette phase (le ramping) n'est pas vécue de façon suffisante, l'enfant court le risque que l'automatisation de ce mouvement ne se fasse pas. Il ne pourra alors pas se mouvoir en activités motrices bilatérales sans penser à ce qu'il fait. Et cela peut s'exprimer, par exemple, par une manière relativement rigide et maladroite de se mouvoir. Courir, pratiquer un sport, nager, jouer d'un instrument à deux mains ne sera pas aisé et pourra même être une source importante de stress.

De même, lorsque j'apprends à faire du vélo, je ne peux pas relâcher mon attention, je suis concentrée sur cette nouvelle action. J'ai besoin de penser à ce que je fais. Puis, au fil du temps, cette action va s'intégrer et je vais pouvoir faire du vélo tout en regardant à droite à gauche, je perçois aussi les bruits environnants, mon corps sait faire sans que je m'en occupe ! C'est gagné ! C'est intégré ! Les deux côtés du corps travaillent alors en synchronicité.

Pour être dans de bonnes dispositions d'apprentissage, nous devons être, au départ, dans le connu, être sécurisés, en mode automatique. Nous pourrons alors aller vers l'inconnu, que nous découvrirons détail après détail, en mode de repérage. Puis, nous retournerons dès la fin de l'apprentissage en mode automatique. Notre « fonction » apprentissage est équilibrée.

Lire, écrire, parler, communiquer, marcher sont des activités qui sollicitent la bilatéralité. Ce sont des activités essentielles, et nous voyons ici l'importance d'un apprentissage intégré et son impact sur le développement de notre vie.

L'apprentissage sous stress

> *« Ne t'inquiète pas si tu as des difficultés en maths, je peux t'assurer que les miennes sont bien plus importantes ! »* Albert Einstein

Entrez à l'école est déjà stressant, mais il faudra en plus rentrer dans un moule. Certains s'adaptent bien, d'autres s'y fondent, certains le rejettent, ce sont les premières difficultés. Cette capacité d'adaptation sans se fondre est en partie due à une bonne intégration de facteurs importants comme la latéralité, le centrage et la focalisation. Ces trois dimensions lorsqu'elles sont bien intégrées, sont profitables à un bon apprentissage. En plus, selon « Les phases de développement » de Carla Hannaford, les enfants grandissent à leur rythme et ils n'ont pas forcément leur « système » prêt à l'apprentissage tous au même âge mais plutôt par tranche d'âge.

Ensuite, il faudra retenir, se concentrer, mémoriser, réciter, intégrer, exprimer… Alors, pas facile selon le profil que nous avons !

Apprendre, une sinécure pour certains, apparemment, une épreuve cauchemardesque pour d'autres. Quelques repères :

- *Vous ou votre enfant, éprouvez-vous des difficultés à trouver vos mots ?*
- *Vous ou votre enfant, êtes-vous jamais assez sûr(e)s de vos résultats ? Recommencez-vous plusieurs fois les mêmes choses ?*
- *Vous ou votre enfant, faites-vous les choses uniquement pour l'autre afin que vos efforts et votre valeur soient reconnus ?*
- *Avez-vous l'impression que ce que vous tentez d'expliquer à votre enfant tombe dans le néant ?*
- *Le moment de faire « les devoirs » est-il une épreuve ?*
- *Et vous, avez-vous eu des difficultés à l'école ?*

Si vous avez eu vous-même des difficultés, vous comprenez intérieurement, souvent, vous compatissez sans le dire tout en étant très rigoureux(se) sur l'école. L'autre attitude que vous pourriez adopter est de « dire » que les notes, la scolarité, on s'en fiche ! Mais est-ce vrai en profondeur ?

Si vous n'avez pas eu de difficultés majeures, l'incompréhension sera peut-être grande, l'inquiétude aussi.

Quand apprendre devient source de stress, il en résulte un immense traumatisme qui nous suit souvent toute notre vie.

J'ai été formatrice en entreprise et le seul mot « apprendre » ou « formation » ou bien encore le fait de se retrouver assis à une table pour apprendre quelque chose de nouveau faisait rejaillir des angoisses puissantes chez beaucoup d'adultes.

L'apprentissage scolaire est une des choses les plus importantes de notre vie normative. Cette période dure au minimum treize ans de notre vie. Et pour ceux qui, dès le CP, se sentent en difficulté, se croient « nuls », le cauchemar commence et va durer. Il s'accompagnera souvent de comportements inadéquats.

Sous stress, le potentiel est inhibé d'où nos difficultés à apprendre et à réfléchir.

Notre potentiel est réduit, nous avons des blancs, ce que nous savons faire habituellement ne vient plus, la leçon apprise est tombée aux oubliettes ! Nous n'entendons pas l'énoncé, nos yeux sont brouillés.

Vous vous demandez comment je sais cela ? Eh bien, j'ai été dans ce cas ! C'est d'ailleurs pourquoi je me suis intéressée à l'apprentissage, au « comment apprenons-nous ? » et au « qu'est-ce qui est en jeu dans l'apprentissage ? ». Et c'est alors que j'ai rencontré l'Éducation Kinesthésique.

Lorsque nous avons des difficultés à utiliser nos ressources nous sommes dans :

- *l'absence de stratégie d'apprentissage*
- *les difficultés de compréhension*
- *le manque de concentration, la distraction*
- *des émotions inhibées ou non contrôlées*
- *l'absence de confiance en soi*
- *des tensions musculaires, de la rigidité*
- *les pensées confuses*
- *la mauvaise mémoire*
- *la perte de l'estime de soi*
- *la créativité bloquée.*

La tendance au fonctionnement homolatéral

Quand « apprendre » s'effectue sous l'influence du stress, nous apprenons de manière compensatoire : nous ne synthétisons pas, nous n'intégrons pas, nous répétons. Passer du connu à l'inconnu reste un stress. C'est ce qui est appelé en Éducation Kinesthésique le mode de repérage. Le mode de repérage est un passage obligé lorsque nous devons appréhender de nouvelles choses, analyser, détailler. Mais, sitôt le repérage terminé, si notre fonction apprentissage est bien équilibrée, nous retournons à un mode de fonctionnement automatique. C'est l'incapacité à passer d'un mode à l'autre qui va créer les « difficultés d'apprentissage ».

Si nous restons constamment en mode de repérage, cela veut dire que nous sommes toujours en terrain inconnu, nous ne percevons pas le sens de l'expérience, et cela nous amène à vivre en stress. Lorsque cette situation perdure, cela va générer une perte de motivation, une fatigue et une perte de confiance en soi, le mode de repérage sera « non intégré ». Pour être heureux, satisfaits et motivés, nous devons pouvoir intégrer les nouvelles données. Cela doit devenir facile, nous prenons alors confiance en nous, nous sommes dans le connu sécurisant qui nous permet d'aller explorer plus loin avec plaisir et envie.

Si nous sommes toujours dans l'inconnu, donc toujours en mode de repérage et si cette situation est répétée longuement, l'apprentissage sera alors lié au stress. « Apprendre » n'est plus un plaisir, mais nécessite un effort continu. Dans toute situation nouvelle, notre façon erronée d'apprendre se mettra en route ! Nous avons mémorisé un mode d'apprentissage sous stress, nous ne savons plus apprendre de façon intégrée et facile. Tout ce qui est nouveau est stressant, nous sommes privés du désir d'explorer et de découvrir.

Dans un contexte d'étude, de formation, bref d'apprentissage, nous passons sans cesse du connu au moins connu. Cette démarche vers l'inconnu doit partir d'une base sereine, si nous restons toujours dans l'inconnu parce que rien ne s'intègre, nous sommes perpétuellement en tension dans l'apprentissage. L'état idéal pour apprendre de manière intégrée (c'est-à-dire avec l'ensemble de son potentiel) est perdu. Le schéma de l'apprentissage est ancré sur un mode déséquilibré.

Étant donné que toute nouveauté est un apprentissage, dans notre vie quotidienne nous sommes toujours en train d'apprendre, de résoudre de nouvelles situations. Si, enfants, apprendre était une difficulté, nous aurons peut-être du mal aujourd'hui en tant qu'adultes à gérer les imprévus, les changements.

Les mouvements de Brain Gym et les équilibrages pratiqués en séance rétablissent le modèle naturel d'apprentissage et permettent de retrouver des automatismes intégrés.

Quelquefois nous sommes en fonctionnement homolatéral parce que nous « déconnectons ». C'est le terme que nous employons quelquefois quand nous n'arrivons plus à gérer une situation, quand les mots ne nous viennent plus spontanément, quand nous ne nous rappelons plus quelque chose que nous connaissons pourtant bien.

Nous fonctionnons dans ces moments-là en de façon homolatérale ; nous ne faisons plus appel à l'ensemble de notre potentiel, une partie de nous est sous stress.

Pourquoi nous déconnectons-nous ? Si nous faisons trop d'activités sollicitant prioritairement un fonctionnement nous mettons, sans nécessité, l'ensemble de notre organisme à la merci du stress. Les causes les plus courantes de déconnexion dans la vie quotidienne sont celles qui impliquent une surface plane, comme la télévision, les jeux vidéo, la lecture. En effet, l'œil n'étant pas fait pour voir à plat, mais plutôt en profondeur en focalisant des milliers de fois à la seconde, les surfaces planes le stressent.

Les traumatismes physiques ou émotionnels, le manque d'eau ou l'alimentation déséquilibrée, l'exposition excessive à la pollution de l'environnement figurent aussi parmi les causes de « déconnexion ».

Si trop d'activités stressantes pour l'œil se produisent avant que l'enfant n'ait développé les aptitudes visuelles nécessaires pour repasser à la vision en trois dimensions, ou si elles l'induisent à ignorer la perception de la profondeur, un stress chronique peut en résulter.

Lorsque nous avons tendance à agir plutôt de façon homolatérale nous sommes confus et maladroits dans les activités qui font appels à la coordination des deux côtés du corps, comme la nage, la lecture, l'écriture, les jeux de balle, jouer à deux mains... bref dans les activités bilatérales. Tout demande un contrôle conscient au lieu d'être automatique.

Si une personne a tendance à fonctionner de façon homolatérale depuis son jeune âge, elle ne se rend plus compte de l'effort et de la lourdeur, car elle le vit depuis toujours. Elle ne peut pas utiliser son potentiel créatif. Au lieu de se détendre en pratiquant ces activités banales, elle s'épuise, se stresse et devient confuse. Au lieu de ressentir du plaisir, elle est bloquée dans un effort d'autocontrôle permanent et ne peut se détendre.

Toute personne à tendance homolatérale a un problème de coordination, plus ou moins important selon le contexte.

Dans des activités telles que la lecture et l'écriture, la latéralité joue un grand rôle. Ces activités nécessitent la coordination harmonieuse des yeux, des oreilles, des muscles de la motricité globale et de la motricité fine.

Comment cela se voit-il ?

Prenons l'exemple de la lecture et de l'écriture, qui sollicitent à la fois :

- la motricité fine (la main qui écrit) ;
- la motricité globale (les muscles de la posture doivent rester toniques : nous ne sommes pas écroulés sur nous-mêmes lorsque nous lisons ou écrivons) ;
- les yeux (qui font sans cesse un mouvement d'aller-retour sur le mot puis la phrase) ;
- les oreilles (qui entendent ce qu'on lit ou ce qui est dicté).

Si la sollicitation d'une fonction inhibe (déconnecte) l'autre, nous aurons, par exemple, soit la posture effondrée, soit la vision perturbée, ou bien nous n'entendrons plus, ou encore notre main sera crispée.

Une personne qui se développe de façon homolatérale aura donc des difficultés dans toutes ses activités. Elle souffrira plus facilement de peur et de manque de confiance et se conduira de façon rigide, de plus, se tenir sur ses jambes risque de lui demander des efforts constants. Tandis que la personne qui a développé et intégré un mouvement bilatéral se conduit de façon souple, libre et intégrée. Tout en bougeant, elle peut faire plusieurs choses en même temps, mobiliser ses yeux, son écoute.

Lorsqu'une personne est capable d'utiliser l'ensemble de son potentiel, elle s'oriente vers un fonctionnement harmonieux en tant qu'unité physique, mentale et émotionnelle. Elle peut, en même temps, bouger et penser, elle peut parler et en même temps écouter ce qu'elle dit, elle peut écrire et en même temps lire ce qu'elle écrit. Elle peut s'investir avec tout son être dans une tâche donnée. La personne intégrée vit de choses et de pensées neuves, spontanées et créatives. Même les tâches les plus simples sont agréables et deviennent l'expression créative de soi.

L'apprentissage intégré consiste en des passages continus entre le mode automatique et le mode de repérage intégré.

Bref, chez le bébé la phase du « ramper » est très importante !

Les phases de développement

Le résumé suivant donne plutôt un plan d'ensemble qu'une image exacte du développement. Nous nous développons tous différemment, de façon naturelle, à notre propre rythme, au moment approprié.

Ces informations sont extraites du livre *La Gymnastique des neurones* de Carla Hannaford.

ÂGE (APPROXIMATIF) et DÉVELOPPEMENT

De la conception à 15 mois – Cerveau reptilien

Besoins fondamentaux pour la survie : nourriture, abri, sécurité. Développement sensoriel commençant par le système vestibulaire, puis se poursuivant par l'audition, le toucher, l'odorat, le goût et enfin la vue – importante activation sensorielle.

De 15 mois à 4 ans – Système limbique – Relations

Compréhension de soi et des autres, de soi et des émotions, de soi et du langage.

Exploration émotionnelle, exploration du langage et de la communication, imagination, motricité grossière, développement de la mémoire, développement social.

De 4 ans à 7 ans – Élaboration de l'hémisphère global/gestalt

Image/mouvement/rythme/émotion/intuition. Discours extérieur et pensée unificatrice.

De 7 ans à 9 ans – Élaboration de l'hémisphère « logique »

Traitement linéaire et des détails – cognition. Raffinement des éléments du langage. Développement des aptitudes à la lecture et à l'écriture. Développement des techniques – musique, dessin, sport, danse, travaux manuels. Traitement mathématique linéaire.

À partir de 8 ans – Élaboration du lobe frontal

Développement de la motricité fine et de l'adresse. Discours intérieur – contrôle du comportement social.

De 9 ans à 12 ans – Augmentation de l'élaboration du corps calleux et de la myélinisation

L'ensemble du cerveau traite l'information.

De 12 ans à 16 ans – Prédominance hormonale

Apprentissage du corps, du soi, des autres, de la communauté, et du sens de l'existence grâce à la conscience sociale.

De 16 ans à 21 ans – Perfectionnement des aptitudes cognitives

Traitement de l'information par l'ensemble du corps et de l'esprit, interaction sociale, planification du futur, jeu avec de nouvelles idées et de nouvelles possibilités.

À partir de 21 – Élaboration et perfectionnement des lobes frontaux

Pensée globale et systémique. Raisonnement formel de haut niveau. Raffinement des émotions, altruisme, amour, compassion. Compréhension profonde. Perfectionnement de la motricité fine.

Le fonctionnement serein

Lorsque notre fonctionnement est optimal, nous avons la capacité d'intégrer facilement de nouveaux savoirs et d'agir de manière réfléchie et créative dans les différents domaines de la vie. Voici un aperçu des effets d'un fonctionnement serein et adapté dans quelques domaines de la vie courante.

L'activité scolaire

Nous nous exprimons avec facilité, les idées viennent spontanément lorsque nous parlons ou écrivons – nous sommes joyeux d'apprendre, nous sommes motivés.

La vie personnelle et l'activité professionnelle

Nous faisons de notre mieux ce que nous avons choisi de faire et nous menons les projets jusqu'au bout.

Nos relations sociales et familiales sont harmonieuses.

Nous sommes dans une action réfléchie et nous exerçons notre pouvoir de décision.

Nous nous apprécions et nous menons des actions appropriées pour nous, sans être soumis au regard de l'autre.

Les activités sportives

Nous ressentons notre corps, nous sommes à l'écoute du mouvement, nous avons des actions coordonnées, une meilleure vision du jeu, une optimalisation des performances.

Le domaine artistique

Nous nous exprimons, nous rencontrons nos capacités créatives...

La sérénité face à la nouveauté, aux imprévus et dans l'apprentissage n'est obtenue que dans un fonctionnement où nous avons un bon passage des informations entre ce que nous recevons de l'extérieur, le traitement de l'information et ce que nous renvoyons vers l'extérieur. Nos capacités sensorielles de perception de nous-mêmes et de l'environnement (notre intéroception et notre extéroception), notre capacité à traduire ces informations en mots, tout cela contribue à notre fonctionnement intégré et serein.

Le principe de la personne intégrée est basé, nous en avons parlé, sur le bon passage des informations dans les différentes dimensions : la latéralité, le centrage et la focalisation.

En Éducation Kinesthésique, « l'équilibrage », avec ses cinq étapes d'apprentissage, réorganise les parties en terme de tout. C'est-à-dire que chaque partie de nous-même collabore et travaille en synergie avec les autres. C'est ce que l'on appelle dans le jargon « être dans un fonctionnement intégré ».

En Éducation Kinesthésique, la notion d'équilibre se réfère spécifiquement à un état intégré corps/esprit.

Le système équilibré est un système unifié. Le tout travaille pour le bénéfice de toutes les parties. Dans l'état de fonctionnement non équilibré, homolatéral ou de compensation, le tout cède la priorité aux parties, créant un fonctionnement disjoint, divisé ou antagoniste.

Le terme « non équilibré » se réfère à des mouvements ou des actions pour lesquels nous sommes trop mobilisés et trop tendus pour être sereins, disponibles, capables d'attention (comme le montrent les préactivités que vous découvrirez plus loin).

Lorsque l'une des trois dimensions droite/gauche (traitement des informations), haut/bas (intelligence émotionnelle) et avant/arrière (intelligence d'attention) est en conflit avec une autre, le processus d'apprentissage se dégrade ou s'interrompt. Les méthodes pédagogiques traditionnelles ne prennent en compte que les compétences liées à la dimension de la latéralité (la dimension droite/gauche). L'Éducation Kinesthésique permet de reconnaître l'importance d'autres niveaux jusque-là ignorés, négligés ou mal compris et de les intégrer à l'apprentissage : le centrage et la focalisation.

Êtes-vous suffisamment connecté(e) ?

Sur le plan moteur, nous savons que l'hémisphère droit gère les activités du côté gauche du corps et inversement pour l'hémisphère gauche. Ainsi, lorsque nous bougeons le bras droit, l'hémisphère gauche est impliqué, alors que la jambe gauche implique le droit.

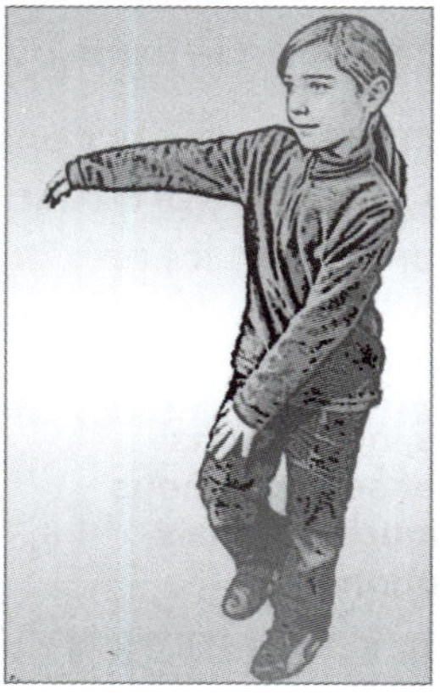

C'est le **Mouvement croisé.**

Ce mouvement est destiné à activer une bonne coordination. Il constitue le meilleur échauffement pour toutes les activités telles que la lecture, l'écriture, jouer de la guitare...

S'il y a déséquilibre, la détection se fait à partir de l'observation et, pour les professionnels, par la vérification musculaire utilisée comme système de biofeedback corporel.

Si vous déconnectez dans certaines situations, si vous vous sentez mal à l'aise ou bien si vous voulez savoir si vous êtes bien latéralisé(e), vous pouvez effectuer le **Mouvement croisé (dit aussi « Cross Crawl »).**

Voici comment pratiquer :

– *Pensez à une situation où vous vous sentez mal à l'aise habituellement, puis pratiquez le Mouvement croisé : touchez genou et main opposée, puis touchez coude et genou opposé. Pratiquez vite, très lentement, en musique, yeux ouverts, yeux fermés.*

– *Observez ce qui se passe.*

– *Pensez à une situation où vous êtes plutôt à l'aise ; pratiquez le Mouvement croisé.*

– *Observez ce qui se passe.*

Lorsque vous pratiquez le Mouvement croisé :

- *vos gestes sont-ils difficiles et ont-ils du mal à se coordonner ?*
- *est-ce qu'il suffit que vous bougiez les yeux, que vous parliez ou que l'on vous parle pour que le mouvement s'arrête ou devienne impossible à effectuer ?*

Si oui : il y a une mauvaise coordination droite/gauche, œil/main ou main/oreille ou les trois.

Et certainement qu'en cas de stress, vous déconnectez facilement !

Cette observation est simple mais efficace.

En utilisant de manière harmonieuse nos capacités, nous avons accès plus facilement à notre potentiel intelligent et sensible, nous sommes capables de penser profondément et logiquement mais aussi de sentir et d'exprimer ouvertement nos émotions.

Le déroulement d'une séance de Brain Gym

Tous les courants de l'approche kinésiologique ont développé leurs propres protocoles de séance.

En Éducation Kinesthésique, nous appelons « équilibrage » les cinq séquences ou étapes d'apprentissage qui amènent la personne à son objectif.

Les cinq étapes sont :

1 – Mettre le cap sur l'apprentissage. C'est-à-dire : préparez-vous à apprendre. Pour que l'équilibrage de Brain Gym soit efficace, nous devons nous préparer à apprendre, être présents en focalisant nos ressources sur la tâche à effectuer. Pour cela, nous effectuons quatre mouvements appelés l'ECAP. ECAP est un acronyme pour Énergétique, Clair, Actif, et Positif. Ce sont quatre exercices de Bain Gym que nous devons effectuer en début de séance. Ils sont nécessaires pour apprendre avec tout notre potentiel et assurer concentration et présence. **Ces exercices sont à pratiquer avant toute activité d'apprentissage où nous désirons être centrés et actifs.**

Énergétique : boire de l'eau.

L'eau sert de conducteur dans le corps.

Clair : les Points du Cerveau.

Ce Mouvement permet d'accéder clairement à nos idées.

Actif : le Mouvement croisé, ou Cross Crawl.

Ce mouvement active simultanément les deux côtés du corps.

Positif : la Position des Contacts Croisés.

Ce mouvement restaure l'équilibre après des stress émotionnels ou environnementaux.

Vous trouverez ces exercices en fin d'ouvrage.

2 – Établir un objectif pour une séance. Nous établissons un objectif clair et positif (sans négation), par exemple : « Je lis avec facilité », et non pas : « Je ne veux plus avoir de difficultés pour lire. »

3 – Faire les préactivités. Ce sont des jeux, des dessins, des mimes en lien avec notre objectif. En nous observant et à l'aide de la vérification musculaire, nous prendrons conscience de notre état émotionnel et de notre attitude actuels lorsque nous tendons vers notre objectif.

4 – Effectuer le menu de Brain Gym. Le menu est le protocole d'équilibrage spécifique par lequel nous activons les circuits neurologiques à l'aide des mouvements déterminés.

5 – Refaire les postactivités. Nous refaisons ce que nous avons effectué en préactivité, et nous observons la différence : c'est la prise de conscience de ce que nous pouvons maintenant accomplir, de notre nouvelle attitude face à l'objectif.

Bravo ! Nous avons ancré un changement positif par rapport à la situation de départ de l'objectif (où nous étions en difficulté).

En Brain Gym, les équilibrages se font par des exercices simples et souvent amusants, et des techniques issues des recherches de Paul Dennison et de ses collaborateurs.

▸ Les 26 mouvements de Brain Gym

Il s'agit d'activer notre potentiel par le mouvement et de stimuler nos compétences grâce à des exercices bien particuliers. Ces mouvements sont utilisés dans les équilibrages en séance. Ils sont aussi donnés pour pratiquer chez soi afin d'autonomiser et de soutenir le changement positif.

Il existe quatre types de mouvements :

– Ceux qui sont en lien avec la latéralité ; il en existe onze, on les appelle « Mouvements de la Ligne Médiane* ». Les Mouvements de la Ligne Médiane sont constitués d'exercices qui stimulent l'intégration de notre latéralité (dimension droite/gauche).

* Voir glossaire.

– Ceux qui ont un lien avec le centrage ; il en existe sept, on les appelle « Exercices Énergétiques ». Les Exercices Énergétiques détendent et permettent de ce fait de nous centrer (dimension haut/bas). Ils sont constitués principalement de points d'acupuncture que nous stimulons manuellement,

– Ceux qui sont en lien avec la focalisation ; il en existe six, on les appelle « Activités d'Allongement ». Les Activités d'Allongement consistent en des étirements doux qui libèrent notre capacité de focalisation (dimension avant/arrière).

– Il y a deux « Attitudes d'Approfondissement ». Elles nous permettent de nous libérer du stress et de positiver.

Voici un mouvement de la Ligne Médiane :

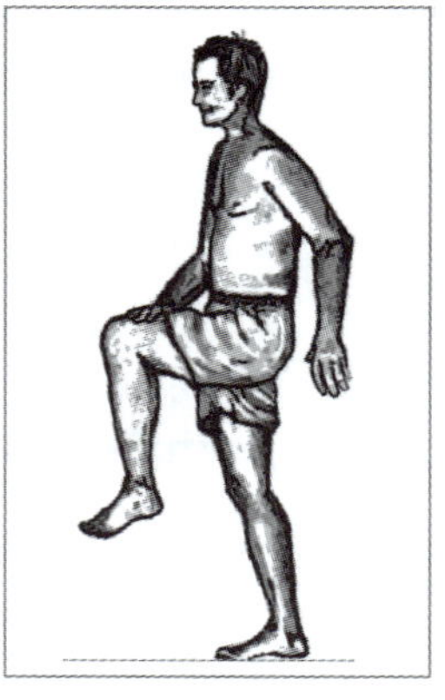

Le Mouvement croisé
Cet exercice active les deux côtés du corps simultanément et constitue le meilleur échauffement pour toutes les activités qui nécessitent de traverser la ligne médiane (lecture, écriture, travail scolaire...).

Voici un exercice énergétique :

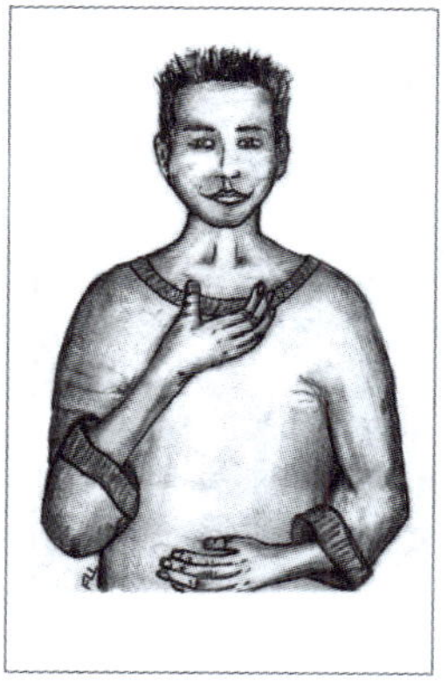

Les Points du Cerveau

La stimulation de ces points d'acupuncture aide les yeux à croiser la ligne médiane. Améliore de ce fait les activités impliquant la lecture et l'écriture. Soulage le stress visuel, en particulier celui généré par les écrans (télé, ordinateurs, jeux vidéo).

Voici une activité d'allongement :

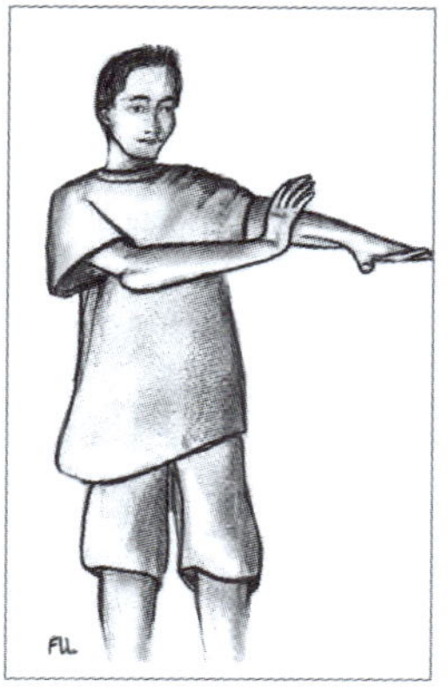

L'activation du bras

L'activation du bras est un exercice qui permet d'allonger les muscles de la partie supérieure de la cage thoracique et des épaules. Le contrôle musculaire pour les activités motrices globales et fines prend naissance dans cette zone. La tension et le raccourcissement de ces muscles inhibent les activités musculaires liées à l'écriture et à l'utilisation d'outils.

▸ Une séance sur le thème « créativité et communication »

Karl est âgé de 13 ans, je vais le rencontrer trois fois avec un mois d'intervalle entre chaque rencontre.

L'objectif des séances porte sur la communication. Karl se sent très mal dans sa peau, refuse toute activité où il doit communiquer soit verbalement soit par le jeu avec ses camarades. Il lui est pénible, par exemple, de jouer au ballon avec ses camarades de classe.

Karl :

> *Je suis un peu trop timide, je suis mal à l'aise avec les autres de mon âge.*

Je l'aide à poser son objectif de façon positive et claire :

> « *Je communique facilement avec mes camarades.* »

Lorsqu'il prononce cette phrase, j'observe à l'aide de la vérification musculaire que le muscle déverrouille, cela confirme que ce n'est pas chose facile pour lui.

Je lui demande de mimer une scène où il s'avance vers des camarades de classe : il hésite, me regarde, il fait un mouvement de bras qui retombe aussitôt, son dos est voûté, sa tête penchée en avant.

Je lui demande comment il s'est senti dans cette action de mime :

> *Je ne sais pas.*

Karl me précise qu'il s'exprime sans difficulté avec l'entourage familial et dans les petits groupes qu'il connaît très bien.

Durant les trois séances, la demande de Karl portera sur le désir de communiquer plus facilement et de se sentir plus à l'aise en groupe. Il veut être dessinateur de bandes dessinées. Suite à cette information, je lui demande s'il dessine chez lui et s'il veut bien faire un dessin tout de suite.

En préactivités, en plus du mime, j'ai donc demandé à Karl de faire un dessin, puis d'effectuer quelques mouvements de coordinations appelés « Mouvement croisé ».

Lors de cette première rencontre, j'observe que :

- Karl regarde rarement en bas à droite ;
- suivre un objet des yeux est difficile pour lui, sa tête tourne automatiquement ;
- le Mouvement croisé n'est pas intégré ; dès qu'on lui parle, il perd la capacité de faire le mouvement ;
- le dessin de Karl ne comporte qu'un seul plan, pas de perspective, le trait est rigide ;
- le dessin représente deux maisons, quelques arbres, la nuit et un renard.

Au menu de rééquilibrage de cette première rencontre, nous effectuons le Remodelage de Latéralité de Dennison.

Une fois l'équilibrage terminé, je refais faire les préactivités à Karl, sauf le dessin, qu'il n'est pas décidé à refaire. À nouveau, il mime de s'avancer vers des camarades ; il constate lui-même qu'il n'a pas eu d'hésitation, il est parti spontanément en avant.

Afin de consolider ce que nous avons démarré pendant la séance, je donne à Karl des exercices à pratiquer chez lui : le Mouvement croisé, le 8 Couché, le Crayonnage en Miroir.

La deuxième rencontre, un mois plus tard

Après avoir échangé avec Karl, l'objectif de la séance est posé :

« Je m'exprime facilement, je dessine librement. »

Karl refait un dessin, et je vois apparaître :

- plus de profondeur, deux plans, les maisons sont en 2D, elles sont plus construites, plus détaillées.
- un paysage apparaît dans le fond, la scène se passe de jour avec soleil et nuages.

Lorsque je demande à Karl de comparer avec le dessin du mois précédent, il ne voit pas ce qui a changé.

Lorsque je lui demande si cela se passe mieux avec ses camarades, il répond :

Je me sens plus à l'aise avec les autres.

Nous avons, cette fois-ci, effectué un menu d'équilibrage suivant le protocole des 7 Dimensions de l'Apprentissage.

Dans ce protocole précis des 7 Dimensions de l'Apprentissage, nous allons effectuer des préactivités en lien avec la latéralité, c'est-à-dire des mouvements des yeux, le Mouvement croisé, regarder un X puis des II, etc. Toutes ces préactivités sont destinées à montrer au corps et à faire sentir à Karl ce qui lui est difficile. Après l'équilibrage, nous montrerons à Karl ce qui a changé et ce qui est devenu possible. Il sentira et vivra de nouvelles perceptions. La différence avant/après sera ancrée. Il sait désormais qu'il peut progresser et ce mouvement positif engendrera motivation et force en lui.

Karl aura trois exercices de Brain Gym à faire chez lui pendant environ vingt secondes chacun : la Bicyclette, le 8 Couché, le Crayonnage en Miroir.

Lors de cette rencontre, Karl a exprimé qu'il avait pu dire ce qu'il pensait à l'un de ses camarades et qu'il en retirait une grande joie.

Encore un mois passe et nous voici à la troisième rencontre

Karl refait un dessin.

Voici ce que je constate sur ce troisième dessin :

- de nombreux plans apparaissent, des moyens de communication y sont représentés : un train, une voiture, des panneaux de signalisation, des ponts relient les montagnes ;
- les traits sont plus souples ;
- les perspectives apparaissent ;
- le dessin est plus en adéquation avec son âge de 13 ans.

Cette fois-ci, Karl constate lui-même avec fierté ses progrès en dessin.

Il est plus créatif et son esprit est mieux organisé, cela se voit sur le dessin.

Il m'apprend qu'il s'est inscrit à un cours de théâtre et qu'il a déjà assisté au premier cours avec enthousiasme.

Son objectif de mieux communiquer est atteint, il est mieux dans la classe, se sent à sa place.

Les exercices que je donne à Karl, cette fois-ci, sont la Flexion du Pied et l'Allongement du Bras.

Que s'est-il passé ?

Grâce aux préactivités, j'ai pu constater dès la première séance que Karl n'est pas latéralisé. Paul Dennison a mis au point le Remodelage de Latéralité pour rééquilibrer cela. C'est ce que je fais lors de cette première rencontre.

À quoi sert le Remodelage de Latéralité ?

> « *L'intention du remodelage est de transformer l'effort en mouvement automatique et le mouvement réflexe en choix conscient.* »
> Paul Dennison

Avant le remodelage :

> Le côté droit et le côté gauche ne travaillent pas en coordination.

Après le remodelage :

> Les côtés droit et gauche sont en collaboration.

Lorsque nous ne sommes pas latéralisés :

- Nous avons souvent du mal à communiquer, car communiquer implique l'activation des deux côtés du corps. Pour parler, notre corps doit être flexible, bouger, nos yeux et nos oreilles sont impliqués dans ce processus de communication ;

– Le premier dessin de Karl nous montre tous les signes d'une créativité bloquée, d'un geste rigide (voir dessins page suivante). Pour créer, nous avons besoin d'être disponibles ; si toute notre attention se porte sur la capacité à tenir le crayon, à dessiner, à regarder, nous ne pouvons pas libérer notre potentiel.

Les exercices que Karl a pratiqués sont pour la plupart en lien avec la latéralité.

– Le Mouvement croisé (Cross Crawl) : cet exercice active les deux côtés du corps simultanément et constitue un très bon échauffement pour toutes les activités qui nécessitent de traverser la ligne médiane (lecture, écriture, travail scolaire...).

– La Bicyclette active les deux côtés du corps. En étant assis en équilibre sur les fesses, nous sommes obligés de nous centrer sur ce que nous faisons, et il en résulte une meilleure perception de notre équilibre et une amélioration de notre concentration.

– Le 8 Couché aide les yeux à croiser la ligne médiane et par conséquent améliore la capacité à lire et écrire. Il libère du stress ou de la fatigue oculaire.

– Le Crayonnage en Miroir améliore la latéralisation et la coordination oculomotrice, aide à se centrer et à mieux percevoir les côtés droit et gauche. Du fait de ces trois points, centre, droite et gauche, cet exercice améliore la vision 3D.

L'autre exercice est en relation avec la dimension de la focalisation :

– L'Allongement du Bras permet d'allonger les muscles de la partie supérieure de la cage thoracique et des épaules. Le contrôle musculaire pour les activités motrices globales et fines prend naissance dans cette zone. La tension et le raccourcissement de ces muscles inhibent les activités musculaires liées à l'écriture et à l'utilisation d'outils. Il soulage les postures de surconcentration, il contribue à améliorer l'aptitude au discours expressif et au langage, la coordination œil-main et la manipulation d'outils.

La dimension de la focalisation gère nos capacités à nous concentrer tout en restant conscients d'une vue d'ensemble.

Voici l'évolution des dessins de Karl au fil des trois séances à quatre semaines d'intervalle :

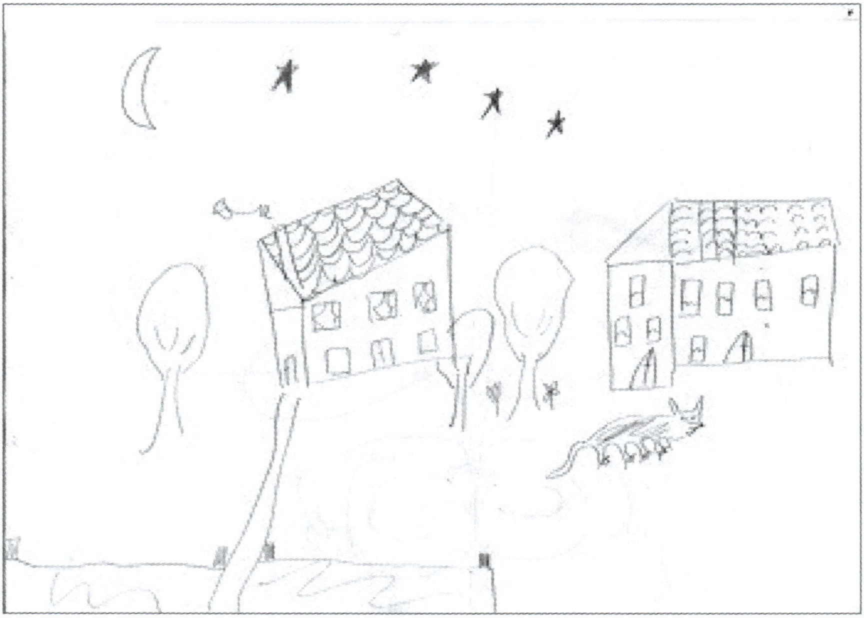

Premier dessin de Karl

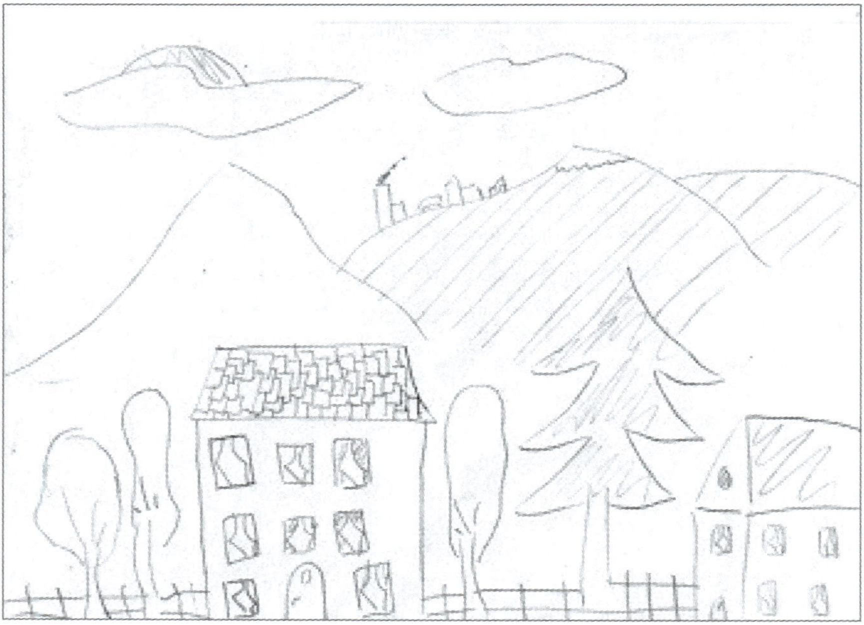

Deuxième dessin de Karl - 4 semaines plus tard

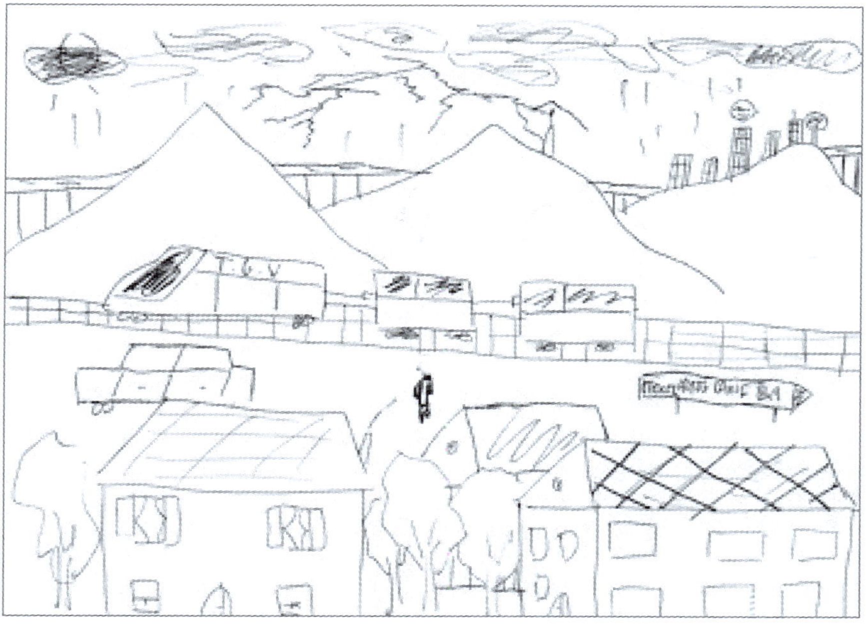

Troisième dessin de Karl - 4 semaines plus tard

▸ Une séance sur le thème de la « concentration »

Je reçois Rudy, accompagné de sa maman. C'est un petit garçon de 9 ans, très sportif : il pratique le rugby, le skate, l'escalade.

Sa maman me dit :

> *Il ne reste jamais assis, il ne peut pas se concentrer, il ne peut pas rester attentif pour apprendre ses leçons.*

Lorsque je pose la question à Rudy :

> *Qu'est-ce que tu voudrais améliorer ?*

Il répond :

> *Je voudrais mieux prendre les pentes en skate et mieux me rétablir après un saut.*

Il me dit aussi qu'en escalade il a également du mal à descendre en rappel.

L'objectif de la maman par rapport à son enfant est qu'il ait une meilleure concentration, tandis que l'objectif de Rudy n'est pas là, il concerne ses performances sportives.

Eh oui, les points de vue sont différents et les centres d'intérêt aussi !

Je comprends, par expérience, qu'il s'agit là simplement de deux aspects d'un même blocage. En aidant Rudy à parfaire son habileté à prendre les descentes et à sauter en skate, nous allons aussi l'aider à améliorer sa concentration et sa compréhension. Je vais porter attention à Rudy et à son objectif, malgré l'étonnement de la maman. Je la rassure :

> *Pour l'instant, Rudy n'a pas repéré que la concentration, l'attention lui faisaient défaut dans le domaine scolaire. Par contre, en skate, il voit très bien ce qu'il a à améliorer. Ce qui compte est la motivation de Rudy pour aller vers un meilleur résultat, et ce, dans un domaine où il peut évaluer ses progrès.*

L'objectif est établi :

> *« Je prends facilement les descentes et je me rétablis après un saut en skateboard. »*

Je lui demande de mimer la descente en skate : ses jambes sont raides, il bouge peu, sa posture indique une retenue vers l'arrière.

Les préactivités mettent aussi en évidence son impossibilité à regarder un détail puis un ensemble. En regardant un objet précis dans la pièce puis en regardant tout le contexte autour de l'objet, ses yeux clignent et, en faisant la vérification musculaire, je constate qu'il est en mode de repérage, c'est-à-dire que ce mouvement n'est pas intégré et lui demande un effort d'attention.

Pour aider Rudy dans son objectif, l'équilibrage que j'utilise est issu du module les 7 Dimensions de l'Intelligence. Dans cet équilibrage, la priorité se trouve dans le domaine de la structure. En l'occurrence, pour Rudy, nous allons pratiquer des Étirements du Mollet.

Par la suite, le Pompe du Mollet met en évidence la tension existante : le pied a une course très réduite. Cette pratique détend les tendons du mollet et libère la réaction physiologique de stress qui nous tire en arrière. Par exemple, dans le cas du mollet, les tendons se raccourcissent pour être prêts à la course en cas de danger, mais les tendons vont se figer dans cette position en cas de stress prolongé.

Après la rééducation, les post-vérifications montrent une grande différence d'amplitude dans le mouvement du pied.

Rudy remime avec succès sa descente en skate en sautant très facilement et en pliant et détendant les jambes. En outre, il peut maintenant regarder un détail puis regarder l'ensemble de la scène sans effort particulier, c'est un mouvement maintenant « intégré » donc naturel.

Pour entretenir cette amélioration, Rudy doit faire chez lui un exercice d'allongement : la Pompe du Mollet. C'est une action de rééducation du mouvement destinée à rétablir la longueur naturelle des tendons du pied et de la partie inférieure de la jambe.

En Brain Gym, les Activités d'Allongements correspondent à la dimension de la focalisation liée à la compréhension et à la concentration. L'objectif de la maman sera aussi satisfait, car ces exercices et cet équilibrage vont accroître chez Rudy la capacité à se concentrer. On ne peut se concentrer qu'en étant détendu. Malgré la fausse attitude qui consiste à bloquer sa respiration et à se tendre pour se concentrer.

La détente des muscles du mollet a permis au corps de se redresser, aux yeux d'aller vers le haut et le bas sans forcer, de libérer les genoux, le sacrum et l'occiput. Les mollets étaient en effet très tendus, le pied avait très peu de mobilité ; après l'étirement, la cheville était beaucoup plus mobile et cela a permis de relâcher les tensions du haut du dos jusqu'à la nuque, ce qui explique que le mouvement des yeux soit devenu plus fluide. Grâce à l'étirement, Rudy a pu, pendant son mime, se pencher vers l'avant, plier ses jambes, sauter et se réceptionner avec aisance.

Les exercices et l'équilibrage, en libérant du stress et en détendant le mollet, ont libéré les aptitudes bloquées de Rudy. Les exercices de Brain Gym liés à la rééducation du réflexe tendineux l'ont aidé à se détendre. En effet, l'état de stress constant enclenche et bloque ce réflexe lié à l'état de survie, bloque les muscles du mollet ; il s'ensuit une rigidité du sacrum, de la nuque. Alors que ce réflexe ne devrait s'activer que ponctuellement, chez Rudy, ce réflexe était devenu constant.

J'ai rencontré Rudy trois fois. J'ai revu la maman plus tard pour un autre de ses enfants. Elle m'a dit que Rudy est maintenant capable de mobiliser beaucoup plus d'attention pour apprendre ses leçons, qu'il s'en rend compte et que cela le rend heureux. Et en plus, il prend les descentes en skate !

Pratiquons un petit jeu

Êtes-vous bien latéralisé(e) ?

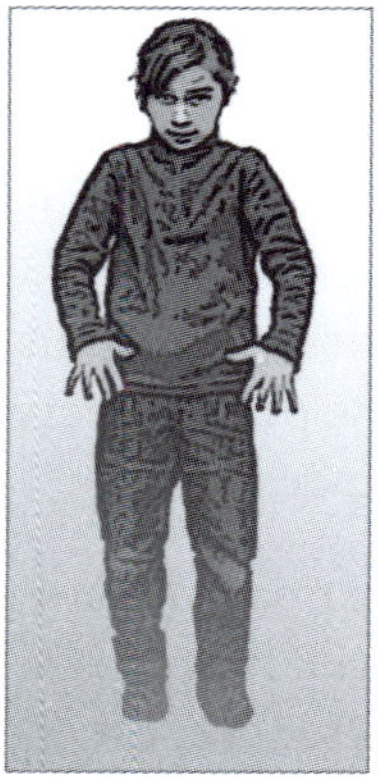

1

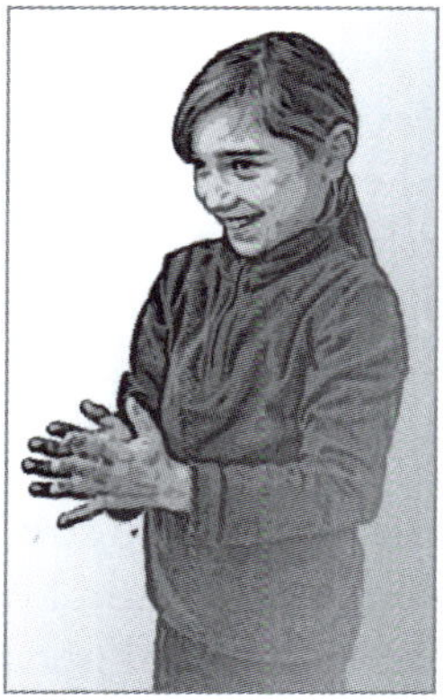

2

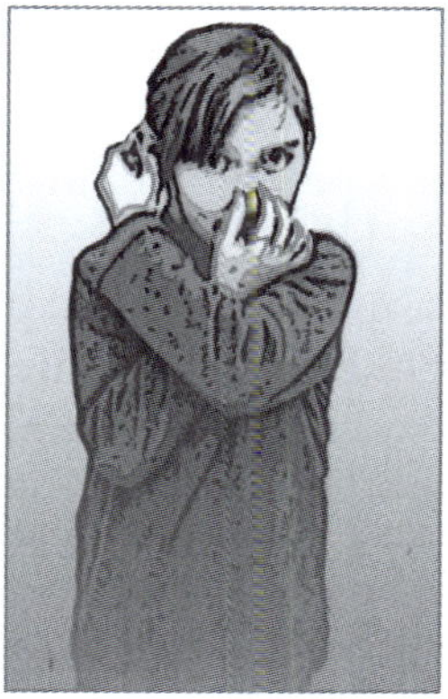

3

1/ Tapez sur vos deux cuisses.
2/ Tapez dans vos mains
3/ Attrapez votre nez de la main gauche et votre oreille gauche de la main droite ! Puis reprenez au n°1 en changeant de côté au n° 3

Vous y arrivez ? Bravo !!

Si vous arrivez à coordonner, vous êtes sans doute bien latéralisé(e). Ce petit jeu donne une indication sur la latéralisation.

Si vous avez du mal à pratiquer (dans le jargon, on parle de fonctionnement « homolatéral »), commencez par vous familiariser avec le Mouvement croisé.

Nota bene : je fais pratiquer ce petit jeu de latéralité dans mes propres formations, il ne fait pas partie de l'Éducation Kinesthésique.

Troisième partie

L'approche kinésiologique et vous

Vers plus d'écologie personnelle avec l'approche kinésiologique

Nous allons aborder, dans cette partie, les déséquilibres qui sont dus à un manque de connaissance de nos propres besoins ou à l'incapacité de les respecter et comment l'approche kinésiologique peut améliorer notre capacité à nous respecter et à nous équilibrer.

Cette partie reflète davantage mon propre cheminement par rapport à cette méthode et n'engage que moi en tant que praticienne.

J'ai choisi de vous parler d'écologie personnelle, parce que je rencontre beaucoup de personnes concernées par ce déséquilibre et qu'il me semble intéressant de dire qu'une séance vise aussi à rééquilibrer cet aspect-là. En prenant conscience de nous-mêmes, nous respectons mieux nos besoins naturels, nutritionnels, émotionnels, affectifs...

Dans l'ordre, nous verrons :

- L'équilibre des émotions et leur cycle.
- L'équilibre des rythmes de vie.
- L'équilibre des cadres de vie.

L'équilibre des émotions et leur cycle

Les émotions font partie intégrante de nous, au même titre que notre cœur, nos poumons, notre tête et nos membres. Il ne nous viendrait pas à l'idée de nier la présence de nos organes physiques vitaux ; pourtant, c'est ce que nous faisons la plupart du temps avec nos émotions, peut-être parce que nous ne pouvons les voir ni avec nos yeux ni avec les appareils les plus sophistiqués.

Les émotions sont une forme d'énergie, ou de Ch'i, et elles font partie de notre vie. Il est clair que les émotions sont mémorisées à l'intérieur du corps, le plus souvent à l'insu de notre conscience. Le même événement extérieur pourra déclencher une certaine émotion chez une personne et une émotion complètement différente chez une autre. Les émotions représentent des modifications de l'esprit en réponse à une perception très personnelle des messages et des stimuli de l'environnement.

Vivre des émotions est normal et important ; elles font partie de la sphère habituelle de l'individu. Par contre, bloquer l'expression d'une émotion ou, au contraire, la vivre avec une intensité excessive ou sur une période anormalement longue, risque de déséquilibrer l'organe qui lui est associé et de créer une pathologie physique.

Dans l'approche kinésiologique, les émotions sont décodées selon le principe de l'énergétique chinoise. Ainsi, dans une séance, si le muscle testé faible est le grand pectoral claviculaire, l'élément associé sera la Terre et les émotions correspondantes seront liées aux soucis et à la réflexion. Vous trouverez ci-dessous des tableaux et les schémas correspondants qui vont vous permettre d'avoir une lecture de la ronde des émotions et, si vous le souhaitez, de pouvoir vous amuser à vous y repérer.

L'élément BOIS, l'énergie du printemps

Élément	BOIS
Couple organe/entrailles	Le foie et la vésicule biliaire
Émotion	Colère
Attitude intérieure	La transformation
Mouvement	Le mouvement, la marche
Son	Le son du cri
Couleur	La couleur verte

Faire connaissance avec l'énergie du printemps

Cette émotion ne représente pas seulement la colère ; dans un sens plus large, elle représente l'impatience, le ressentiment, la colère rentrée, l'animosité, l'irritabilité, l'amertume… Que l'on soit soumis à un excès d'énergie bois et nous voulons, nous exigeons tout, tout de suite… Nous aurons alors une vision étroite et obtuse.

Cette énergie puissante est aussi utile, car elle permet de mettre en route la contre-attaque, les réactions de défense contre une menace. Elle nous pousse vers le nouveau, l'extériorisation, la transformation, comme la nature qui, régénérée par l'hiver, se métamorphose au printemps. Si cette énergie est bloquée, nous stagnons, et la stagnation entraîne la colère.

Lorsqu'elle est refoulée, la colère est destructrice et déstabilisante pour la vésicule biliaire ; lorsqu'elle est excessive dans l'expression, elle va déséquilibrer le foie et le cœur.

Il est à noter que la dépression, que l'on associe à tort à la tristesse, a généralement pour origine une colère refoulée, une frustration, un ressentiment.

Dans notre société, la colère fait partie des émotions à étouffer, « socialement correct » oblige, pourtant, elle est physiologiquement nécessaire à l'équilibre de l'individu.

Comment se préparer à recevoir l'énergie du printemps

L'énergie du printemps amène la transformation. Au printemps, s'il y a stagnation dans les projets, alors la colère, la frustration seront plus intenses. Pour entreprendre une nouvelle année avec de l'énergie, eh bien, il aura fallu se préparer pendant l'hiver. En ayant fait le point sur nous-mêmes, nous avons fortifié notre base et nous pouvons avancer dans l'enthousiasme avec l'esprit libre !

Au printemps :

Laissons fuser les idées nouvelles, jaillir notre créativité !

Nettoyons le foie et la vésicule avec des plantes comme le chardon-marie, le radis noir, la tisane de boldo ou encore, et notamment pour les fumeurs, de la chlorella, du kudzu.

Promenons-nous paisiblement tout en en prenant conscience de notre mouvement de marche, stimulons les points de la nuque – attention, le printemps n'est pas le temps des marches forcées !

Étirons doucement la nuque vers l'arrière en inspirant, puis, sur l'expir, laissons tomber doucement la tête sur l'avant.

En séance, je teste le drainage le plus approprié et le plus efficace pour la personne grâce aux techniques de Touch For Health.

Voir à la fin du livre l'exercice avec les couleurs et les sons liés à la saison.

▸ L'élément FEU, l'énergie de l'été

Élément	FEU
Couple organe/entrailles	Le cœur et l'intestin grêle
Émotion	Joie excessive
Attitude intérieure	L'amour inconditionnel
Mouvement	Regarder avec attention
Son	Le son du rire et la parole
Couleur	La couleur rouge

Faire connaissance avec l'énergie de l'été

Shen, appelé aussi « esprit vital », a pour lieu de résidence le cœur. Shen est l'énergie spirituelle qui s'exprime en tant que conscience, intelligence et discernement.

Cette énergie centralise toutes les données émotionnelles venant des autres organes ; le cœur est le maître, c'est pourquoi la « Voie de Cœur » équilibrera toutes les autres émotions. La Voie du Cœur évoque conscience et discernement, justesse et égalité (aidée par la fonction intestin grêle).

Lorsque nous vivons la sensation d'unité, de bien-être, le rire, le sentiment de bonheur, la gaieté, le sens de l'humour, nous sommes dans la joie équilibrée.

En déséquilibre, nous aurons l'excitation, l'exaltation ou bien la haine, l'envie.
La joie est un mouvement du Feu centrifuge, expansif.

Comment se préparer à recevoir l'énergie de l'été

L'été représente l'expression, l'action ; nous allons vers l'extériorisation de nos capacités, vers la communication, vers les autres.

Être actif, exprimer, festoyer, rire sont les verbes de l'été !

En été :

Passons à l'action, soyons actifs tout en restant concentrés sur nos objectifs.

Regardons nos capacités et estimons-les dans l'action.

Massons nos paumes de main, stimulons les points autour du poignet, dessus et dessous, étirons chaque doigt.

Faisons des petits ronds avec les poignets, libérons nos ailes en faisant des grandes roues avec les bras.

En été, soyons en action : nous avons l'hiver pour nous reposer !

Voir à la fin du livre l'exercice avec les couleurs et les sons liés à la saison.

▸ L'élément TERRE, l'intersaison

Élément	TERRE
Couple organe/entrailles	La rate, l'estomac
Émotion	Soucis
Attitude intérieure	La réflexion/méditation
Mouvement	Être assis
Son	Le son du chant
Couleur	La couleur jaune

Faire connaissance avec l'énergie de l'intersaison

Cette énergie particulière est liée à la réflexion, la méditation. C'est la pause méditative entre chaque saison.

Les soucis, ce sont les préoccupations, la rumination mentale, les pensées obsessionnelles, les obsessions au sens large. L'excès de travail intellectuel, l'excès d'activité mentale, l'excès d'étude sont une cause importante de ce type d'émotion. Dans notre société occidentale, il y a un excès d'activité cérébrale, aggravé par une augmentation considérable de sollicitations intellectuelles, auditives, et visuelles (radio, publicité, télévision, jeux vidéo, presse, informatique…).

Lorsqu'elle est bien gérée, cette émotion ne correspond pas aux soucis (négatif), mais à la réflexion, à la méditation (positif).

Lorsque la réflexion se dérègle, au lieu de fournir des solutions claires et de permettre une adaptation perspicace face à un problème, elle devient obsession, un souci qui tourne, une crainte du lendemain. S'ensuivent confusion mentale et mal-être. Tout est fatigant !

Le manque, l'insatisfaction seront plutôt liés à l'estomac ; c'est pourquoi le manque (affectif, créatif) est souvent compensé par la nourriture.

Pendant l'intersaison :

Méditons, allons chercher en nous les ressources.

Asseyons-nous, soit en tailleur, soit sur une chaise, mains posées sur le nombril, inspirons et expirons doucement et profondément.

Voir à la fin du livre l'exercice avec les couleurs et les sons liés à la saison.

▸ L'élément MÉTAL, l'énergie de l'automne

Élément	MÉTAL
Couple organe/entrailles	Le poumon, le gros intestin
Émotion	Tristesse
Attitude intérieure	Le lâcher-prise/la libération
Mouvement	Être couché
Son	Le son du pleur
Couleur	La couleur blanche

Faire connaissance avec l'énergie de l'automne

Cette émotion représente la tristesse, l'accablement, la mélancolie, le sentiment de deuil, mais aussi l'orgueil et la répression des émotions.

La tristesse est un phénomène normal qui souligne notre attachement à quelqu'un ou à quelque chose. Lors d'un deuil, il est naturel de souffrir de la séparation des êtres qui nous sont chers. Mais la tristesse excessive est une cause de déséquilibre. Dans ce cas là, elle peut être le signe du refus de la réalité : refus de perdre un être cher, une croyance, refus de prendre conscience que nous mourrons puisque nous sommes nés.

Lorsque cette tristesse est très importante ou bien se prolonge, elle s'oppose au mouvement naturel d'expansion du Cœur qui est associé à la joie de vivre. La tristesse affecte principalement trois organes : le poumon, le cœur et le foie.

C'est pourquoi certaines personnes sont tristes à l'automne, elles vivent le cycle naturel du lâcher-prise qui s'accompagne toujours d'une certaine tristesse ou de la peur de perdre.

Comment se préparer à recevoir l'énergie de l'automne

L'automne est là pour récolter ce que nous avons semé, pour évaluer, évacuer et laisser ce dont on n'a plus besoin. Certains ont du vague à l'âme à l'automne, lâcher la plénitude de l'été peut être difficile. C'est le passage à une autre énergie, cela peut vouloir dire que toute nouvelle chose est difficile à accueillir, c'est la symbolique du deuil.

À l'automne :

Lâchons le passé, faisons le tri de ce qui ne nous sert plus.

Fortifions l'énergie du poumon qui nous protégera des bronchites, du nez qui coule. Le gros intestin équilibré veillera aussi à notre immunité.

Nettoyons et drainons le gros intestin : avec le charbon naturel, en mangeant du chou, en prenant des détoxifiants naturels à base de fruits, des levures naturelles.

Quant au poumon, donnons-lui de la viorne.

Étirons le dos et les bras.

Tapotons le bout des pouces, l'éminence thénar (base du pouce) et le haut des pectoraux.

Voir à la fin du livre l'exercice avec les couleurs et les sons liés à la saison.

▸ L'élément EAU, l'énergie de l'hiver

Élément	EAU
Couple organe/entrailles	Le rein, la vessie
Émotion	Peur
Attitude intérieure	La sécurité/la confiance
Mouvement	Être debout
Son	Le son du gémissement
Couleur	La couleur noire (bleu dans l'approche kinésiologique)

Faire connaissance avec l'énergie de l'hiver.

Cette émotion représente les craintes, les inquiétudes, l'anxiété, les phobies au sens large, le trac, l'appréhension, la peur panique, la terreur.

La peur est rattachée à l'instinct de conservation. Elle est un signal d'alarme qui nous prévient d'un danger. Elle permet d'évaluer rapidement les risques d'une menace avant de prendre une décision et d'agir. La peur et ses émotions vont contrôler l'excès du Zhi (capacité réalisatrice) d'une personne qui aurait tendance à passer à l'acte trop rapidement et de manière non pondérée. La peur et la frayeur, sans excès, ont une fonction de signal d'alarme, ce sont des signaux de protection, des garde-fous.

Comme toutes les émotions en excès, la peur incontrôlée et la frayeur excessive sont des causes de déséquilibre. La frayeur paralyse, la peur provoque l'apathie, la passivité, le manque de réalisations concrètes.

Les reins offrent des fondations, un ancrage à toutes les énergies du corps. La peur chronique empêche l'expansion créatrice du cœur et l'élan créatif des reins. S'il y a excès de peur, cela produira un manque de capacité créatrice, l'envie de vivre, la volonté d'exister, se manifestera difficilement. Si la peur est une émotion trop fréquente, elle s'oppose à l'élan vital de l'individu. L'eau est stagnante, figée, glacée : le passage à l'acte, la volonté, les réalisations, manqueront de dynamisme (Yang), nous serons plutôt dans l'hésitation, l'inaction et la rétention.

Comment se préparer à recevoir l'énergie de l'hiver.

Après l'automne qui aura servi à faire le point, à évacuer l'excès et à garder le bon, voici l'hiver, période de la régénération profonde.

En hiver :

Intériorisons les expériences vécues pendant l'année, clarifions nos objectifs de vie.

Drainons et fortifions les reins : en mangeant des soupes chaudes, en buvant des tisanes de bouleau, de verge d'or, d'ortie piquante, en prenant de la bruyère qui purifiera la vessie.

Poings fermés, tapotons doucement le bas des côtes au niveau des reins.

Voir à la fin du livre l'exercice avec les couleurs et les sons liés à la saison.

Les cinq éléments et les émotions, les attitudes, les saisons.

Éléments	Organes	Émotions	Attitudes intérieures et physiques	Saisons
BOIS	Foie	Colère	Transformation Marche	Printemps
FEU	Cœur	Joie Compassion	Équilibre Regarder avec attention	Été
TERRE	Rate-pancréas	Soucis Méditation	Être assis	Été indien
MÉTAL	Poumon	Tristesse Respect	Être couché	Automne
EAU	Rein	Peur Sécurité	Être debout	Hiver

L'équilibre émotions-organes

Si nos organes sont équilibrés, nos émotions le seront aussi, notre pensée sera juste et claire, et si nous vivons des sentiments équilibrés, nos organes le seront aussi.

Que se passe-t-il si nos organes sont déséquilibrés ?

Si une pathologie ou un déséquilibre affecte un organe, nous risquons de voir l'émotion associée en subir le contrecoup.

En effet, si un organe est déséquilibré par une alimentation inadéquate ou un choc, il entraînera une gestion inadéquate des émotions.

Si le déséquilibre d'un organe peut perturber les émotions, l'inverse est vrai aussi.

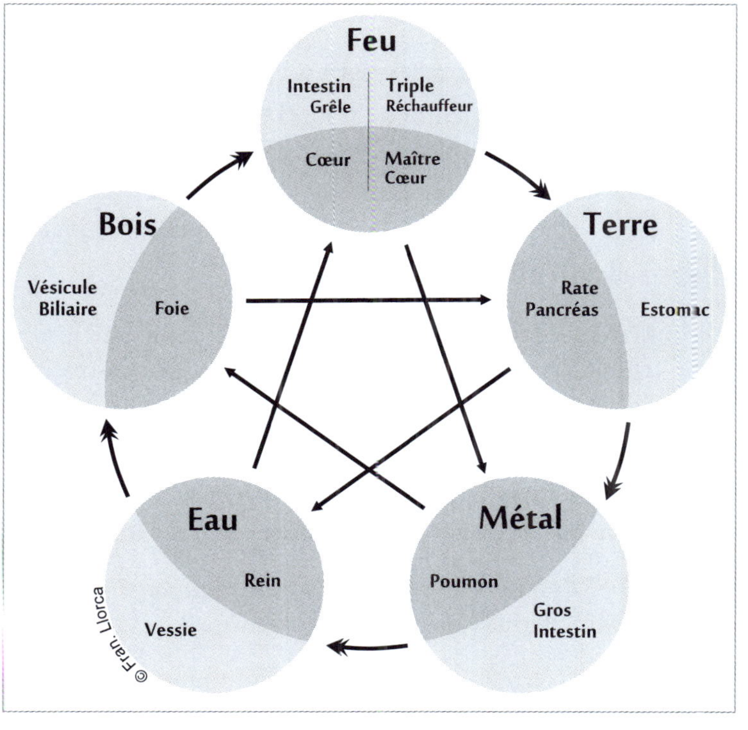

Les cinq éléments et les organes associés

Un exemple

Une personne consomme beaucoup d'aliments de nature chaude (comme des plats épicés, des viandes rouges, des aliments frits et de l'alcool). En fait, en énergétique, nous dirons qu'elle accumule trop de chaleur au foie. Son foie en excès déséquilibre un ensemble émotions/muscles/méridiens. Ainsi, cette personne est entraînée vers une mauvaise gestion de ses émotions et elle peut devenir colérique et irritable.

En effet, cet excès va causer dans le foie une augmentation du Yang, ce qui peut déclencher des sentiments de colère et d'irritation. Dans ce cas, aucune raison émotive extérieure n'explique l'apparition de ces sentiments : c'est un problème de nutrition qui crée un déséquilibre physique, lequel aboutit à un déséquilibre émotionnel. Mais il est clair que manger en excès certains aliments est déjà en soi une attitude liée à un schéma de déséquilibre.

Une séance de Kinésiologie considérera cet ensemble comme indissociable. Par exemple, le Touch For Health, avec sa procédure de test des aliments biocidiques ou biogéniques, pourra être précieux dans ce genre de déséquilibre. Car nous pourrons tester les aliments qui provoquent l'excès et ceux qui équilibreront.

L'équilibre des rythmes de vie

L'énergie qui circule dans nos méridiens est influencée par notre environnement (climat, rythme de vie, lieu géographique, saison…) et par notre vie quotidienne (mouvements, travail, relations, émotions, alimentation…).

Pour la pensée commune, le mouvement positif est celui qui amène ce que l'on veut et ce que la société nous propose comme modèle.

Mais cette vie « où l'on ne manque de rien » produit aussi ses facteurs de stress : la poursuite infernale du « plus, plus, plus » !

Il est communément admis que devenir puissant, plus grand, plus riche, plus compétitif est considéré comme le mouvement positif. La course incessante au « plus » : plus de confort, plus d'argent, plus de reconnaissance, etc., est perçue comme positive. Cette recherche du « plus » est naturellement liée à l'idée toute faite du bonheur et de la plénitude.

Évidemment, ce tableau idyllique a des limites. Souvent, cette course nous pousse toujours plus loin au détriment de notre équilibre et de notre écologie personnelle : nous poussons l'escalade, la surchauffe jusqu'au « burn out ».

En effet, ces critères de réussite obligent à vivre dans un souci, une tension permanente où l'erreur, l'échec ne sont pas permis, où souvent l'individu avec sa réalité n'existe plus.

Malgré la tension permanente, tant que la réussite familiale ou professionnelle nous accompagne, nous avons de l'espoir, de l'enthousiasme, de l'exaltation ; mais si, par les mouvements de la vie, il y a une cassure dans cette progression, elle sera effectivement considérée comme un échec et enregistrée comme tel. Dès lors que les soucis apparaissent, le mouvement devient négatif et enclenche la crainte de l'avenir.

Sachant que la vie est faite de creux et de vagues, nous projetons alors dans le futur une vision liée à la peur et l'insécurité.

C'est ainsi que les sentiments comme le désespoir, le sentiment de vide et de non-sens apparaissent et que la dépression arrive.

C'est un exemple d'attitude non écologique : l'écologie, c'est aussi avec soi-même.

Dans ce qui suit, vous pourrez constater dans deux petits exemples comment les émotions se succèdent les unes aux autres. C'est une lecture selon l'énergétique chinoise de la théorie des cinq éléments et de la loi Sheng.

Un petit rappel de la loi Sheng (loi d'engendrement) : le Bois nourrit le Feu, le Feu nourrit la Terre, la Terre est nourrie par le Métal, le Métal nourrit l'Eau et l'Eau le Bois.

Les émotions suivent le même cycle : la colère engendre la haine, la haine amène le mécontentement et le souci, le souci nourrit le regret et la culpabilité, qui eux-mêmes engendrent la peur et l'anxiété, qui nourrissent la colère.

Les petites histoires qui suivent vont illustrer cette roue des émotions. La première histoire démontre que le positif engendre aussi de l'anxiété et de la peur. La seconde illustre un schéma de stress.

Attention, les personnages et les situations sont fictifs et l'enchaînement caricatural, mais ces roues vont peut-être vous rappeler des situations vécues par vous-même ou vos proches.

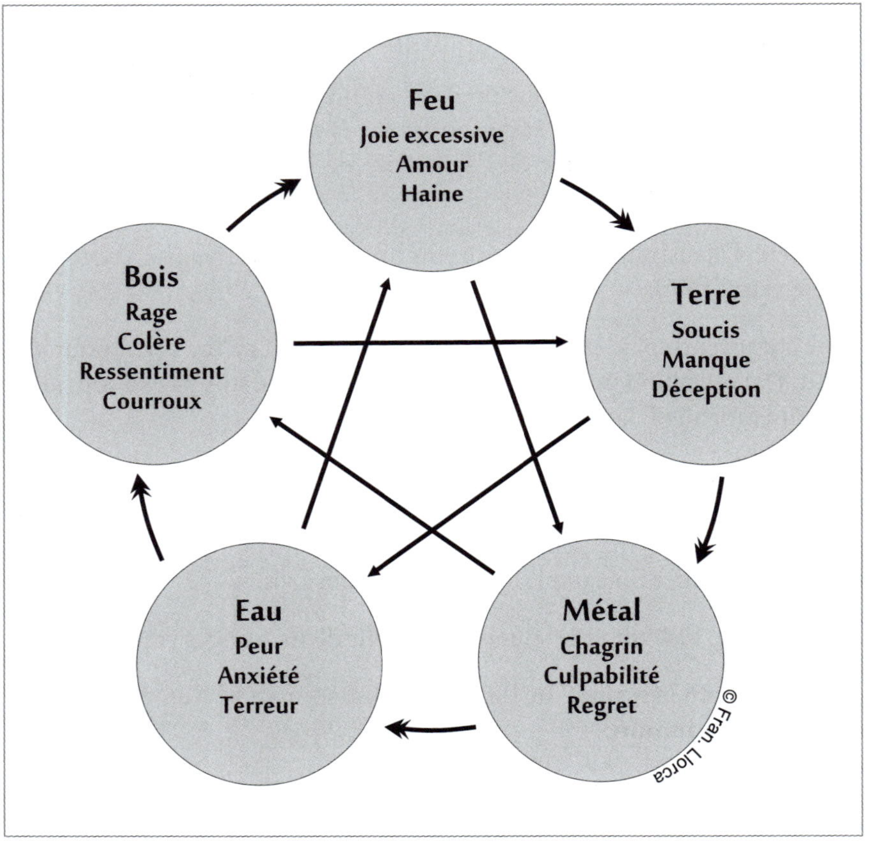

Les cinq éléments et les émotions

▸ Le cercle des émotions dit « positif »

Tout me réussit, je suis dans l'exaltation (**cœur**).

Je suis satisfait par ce qui m'arrive, par mes relations (**estomac**).

Je m'attribue entièrement les lauriers de cette réussite, cela flatte mon orgueil (**poumon**).

J'ai un grand désir de sécurité, il me faut maison, voiture, tous les signes de la sécurité matérielle (**rein**).

Je vis selon les normes, les apparences sont sauves, mais je reste sourd à mes sentiments profonds, je n'écoute pas ma petite voix (**vessie**).

Parfois le désir et la peur sont présents en même temps, ce qui provoque en moi un état de division et de souffrance épouvantable. Le dilemme du désir et de la peur produit de l'agitation, de l'égarement et une grande frustration (**rein-vessie**).

La colère, la frustration m'envahissent lorsque je n'arrive pas à obtenir ce que je veux (**foie**).

Je ne comprends pas les personnes qui rament, qui ne font rien pour s'en sortir. J'ai tellement peu de compassion que si je ne suis pas au top, je me dégoûte moi aussi, la jalousie m'envahit (**cœur**).

Pour gérer ce manque, je vais vers toutes les compensations : nourriture, objets, alcool, drogue, télévision, chocolats (**estomac**). La compensation fonctionne, certes, mais elle ne résout rien. Elle ne fait que différer le malaise ou appliquer un cataplasme sur une plaie à vif.

La crainte de l'avenir et le souci continuent de me ronger (**rate**).

Ainsi, le regret, la brûlure de l'orgueil blessé sont ravivés et je suis dans la culpabilité (**poumon**).

Je ne peux pas passer à autre chose, j'essaie de contrôler et je rabâche ce qui s'est passé (**gros intestin**).

J'ai un grand besoin de sécurité financière, affective, sexuelle (**rein**).

Mais la colère étouffée et le mécontentement sont toujours là et ils couvent (**vésicule biliaire**).

Je ne respecte pas, ou peu, mon équilibre. J'ai de la colère envers moi-même (**cœur**).

Heureusement, je peux toujours me jeter sur autre chose, je peux travailler plus ou avoir plus, avoir plus de maîtresses, plus d'amants... plus... C'est la boucle infernale !

Vous venez de lire le schéma soi-disant « positif » qui peut se mettre en route si on ne fait pas de temps en temps le point sur notre façon d'avancer.

▸ Le cercle des émotions dit « négatif »

Rien ne tourne rond, je suis mécontent et insatisfait (**estomac**).

Je vis dans la crainte de l'avenir et le souci (**rate**).

La culpabilité de ne pas avoir été à la hauteur, de n'avoir pas su prévoir m'envahit (**poumon**).

Je me replie sur moi-même, je regrette mes actions et je rabâche le passé (**gros intestin**).

J'ai peur, l'insécurité me submerge, je n'ose rien entreprendre (**rein**) ; je me sens coupé de mes racines et je n'écoute plus mon guide intérieur (**vessie**).

Alors, la colère gronde en moi, je me sens prisonnier, bloqué (**foie**).

Je n'aime pas mon incapacité, mon physique et j'ai la haine envers ce qui m'a fait souffrir et m'empêche toute joie (**cœur**).

Ce schéma est plus facile à repérer, car nous sommes là dans des sentiments négatifs, il est plus difficile de repérer le premier schéma dit « positif » et ses conséquences sur notre équilibre.

L'intérêt des séances de Kinésiologie est d'équilibrer ces schémas, en proposant une meilleure vision de soi-même et de nos besoins vitaux, matériels, sociaux, affectifs.

L'équilibre des cadres de vie

J'appelle « cadres de vie » les différents rôles dans la vie de l'individu.

Ainsi, à l'âge adulte, nous agissons selon des cadres d'actions très différents en tant que :

– mère ou père

– fille ou fils de...

– femme ou homme

– patron(ne) ou salarié(e) de...

– copain ou copine de...

– ami(e) de...

– membre de l'équipe de...

Très souvent, nous entrons et agissons dans ces différents cadres sans y avoir réfléchi.

Sauf peut-être dans le domaine sportif ou professionnel, où il existe des profils de poste qui permettent de savoir quelles sont les limites de notre responsabilité dans l'action et quelles sont les tâches et les qualités associées à ce poste.

Cependant, il existe en nous des profils préinscrits : mère, père, femme, homme, fils, fille...

Autant les profils professionnels sont discutés, mis à jour, redéfinis, autant les rôles de la vie personnelle sont transmis par l'exemple, la famille, la société. Ces ensembles de modèles et d'automatismes ne sont pas réellement conscientisés et nous les appliquons de façon naturelle quand, par exemple, c'est notre tour de devenir parent.

Le fait de tomber dans l'un de ces rôles sans le conscientiser amène très souvent à le vivre en excès. Nous allons alors délaisser sans nous en apercevoir réellement une partie de nous-mêmes.

Si ces différents domaines sont équilibrés, je vais être présent et actif dans ma vie sociale, familiale, professionnelle. Je vais donc recevoir de la nourriture qui satisfera en moi le domaine affectif, qui enrichira le domaine mental intellectuel, qui me permettra d'exister et de voir ce dont je suis capable dans mon travail, etc.

Par exemple, je vis une relation épanouissante avec mon conjoint ou ma conjointe, j'ai des amis avec lesquels je me sens à l'aise et entouré d'affection, j'ai un travail intéressant où j'apprends et je mets en œuvre mes compétences.

Dans ce cas-là, on peut dire que mes besoins sont respectés. Chacun des domaines importants de ma vie est équilibré. L'objectif écologique est de tendre vers cette harmonie.

Nous allons regarder ce qui se passe lorsqu'un de ces aspects envahit trop notre vie, ou bien ne correspond plus à notre vie actuelle.

Nous allons nous interroger : **Est-ce que les aspects suivants sont équilibrés dans ma vie ?**

– ma vie de mère ou père (couple parental)

– ma vie de femme ou homme (couple)

– mon expression professionnelle

– ma vie d'individu autonome

– etc.

Je rencontre souvent des mères qui, lorsque leurs enfants quittent le foyer, se retrouvent dans un immense désarroi, quelquefois totalement inconscient. Cet état peut se manifester par une lassitude, un manque d'envie ou même des malaises physiques, parce qu'elles se sentent inutiles... L'« unique » sens de leur vie reposait sur :

– être une mère ;

– élever et éduquer leurs enfants, etc.

Elles ont consacré une partie de leur vie à élever leurs enfants et elles se sont oubliées. Elles n'ont pas nourri d'autres aspects d'elles-mêmes et se retrouvent « vides ».

Ce qui n'est pas viable écologiquement, ce n'est pas d'avoir l'un des objectifs cités plus haut, mais de n'avoir eu que cette focalisation.

Pour d'autres, c'est le cadre professionnel qui envahit le cadre de la vie personnelle.

Dans un schéma de dépendance, cela va entraîner un conflit permanent, un chantage émotionnel. L'intention de l'un, son inquiétude permanente va affecter le comportement de l'autre. On voit ici un exemple non équilibré : ces personnes ont souvent oublié qu'être parent est un rôle, aussi important soit-il. Elles ont perdu de vue leur existence en dehors du cadre parents-enfants. De plus, souvent le couple homme-femme a disparu au profit du couple parental.

Ici, nous avons l'exemple « mère », mais ce schéma existe de la même manière dans la vie professionnelle. Si nous basons notre vie sur le domaine professionnel exclusivement, nous allons oublier ou mettre de côté le domaine familial ou affectif, ou bien encore notre réflexion sur la vie et sur le sens... La retraite sera là synonyme de tristesse au lieu d'être un moment créatif.

Parler écologie, c'est tout d'abord éviter la monoculture !

Quels peuvent être les désagréments pour la personne qui manque d'écologie personnelle ?

- Le manque de discernement.

- L'inquiétude excessive.

- La possessivité.

- La culpabilité lorsqu'un des enfants a un problème.

- La non-reconnaissance d'un principe de vie autonome en l'autre (enfant, conjoint...).

– L'incapacité de savoir ce qui lui ferait plaisir à elle.

– L'impossibilité de s'accorder du temps pour son propre bien-être.

– Vieillir avec un sentiment d'injustice et d'aigreur.

En résumé, cette personne n'existe que par rapport à l'autre, et donc cela va entraîner une dépendance et une non-réalisation, une amertume.

Quelles peuvent être les conséquences pour l'entourage ?

– Eh bien, le manque d'autonomie.

– Le fait de devoir rendre des comptes affectivement.

– Le chantage émotionnel.

– Aimer l'autre, mais se sentir étouffer.

– Ne pas prendre ses propres décisions de peur d'inquiéter l'autre.

Autre cas, nous pouvons aussi oublier les besoins naturels du corps : ne pas nous préoccuper de la qualité de ce que nous absorbons comme nourriture, chocs émotionnels, chocs physiques. L'absence de repos, le surmenage intellectuel... Attention, nous ne sommes pas de purs esprits !

Nous allons découvrir quelques attitudes enfermantes sur lesquelles nous travaillons fréquemment lors des séances.

La manière dont nous percevons les événements va engendrer un mélange d'attitudes et de comportements qui vont aller de la victimisation à la révolte.

L'équilibre du regard sur nous-mêmes

La culpabilisation provoque un désastre écologique chez la personne qui se juge. La culpabilisation coupe toute possibilité d'assimilation des expériences, de vue d'ensemble de l'interrelation : l'autre n'existe plus, la personne est seule, et seule responsable de tout. Mais a-t-elle la connaissance et la maîtrise de toutes les lois universelles pour être ainsi responsable de tout ?!

Notre regard sur nous-mêmes est très partiel et souvent partial !

Avoir conscience que nous ne voyons que la pointe de l'iceberg est difficile. Nous le disons, mais nous ne le saisissons pas, sinon immédiatement nous arrêterions de nous juger. Sur les 100 % que nous représentons, 5 % jugent les autres 95 % !

Notre mental conscient est un juge tranchant. En règle générale, le jugement dépend des normes, il ignore le fonctionnement des lois énergétiques, des lois biologiques ; il nous examine par le petit bout de la lorgnette.

Par exemple, nous nous vivons comme « pas bons », nous nous sentons « moins intelligents » en fonction des notes que nous avons eues pendant notre scolarité. Même si notre activité professionnelle est réussie « ne pas avoir de bagage » restera une zone de dévalorisation.

Je parle ici de ce que nous vivons dans notre chair, pas dans ce que nous en disons. Par exemple, malgré leurs capacités reconnues, beaucoup de personnes se vivent comme « moins bien que... ».

Comment peut-on repérer cette attitude ?

- À la colère envers nous-mêmes ou envers l'autre.
- À une grande exigence envers nous-mêmes.
- À l'anxiété de ne jamais avoir fait assez ou assez bien.
- Au fait d'être agressés par la moindre remarque au sujet du travail, même si nous n'avons rien à voir avec l'affaire.
- Au sentiment d'injustice exacerbé devant la non-reconnaissance de ce qui est fait.

Henri Laborit écrit :
« Normal, non par rapport au plus grand nombre, qui, soumis inconsciemment à des jugements de valeur à finalité sociologique, est constitué d'individus parfaitement anormaux par rapport à eux-mêmes. Rester normal, c'est d'abord rester normal par rapport à soi-même. »
Éloge de la fuite, Folio Essais, 1976.

Une séance de Kinésiologie réussie a pour effet d'amener un autre regard sur nous-mêmes.

C'est comme si nous regardions un immense réseau. Au lieu de regarder ses composants un à un, nous regardons ce réseau dans les rapports et les liens qu'il entretient avec tous ses composants, et nous voyons que cela a un sens !

Ces liens s'assemblent pour constituer un réseau de routes sur lesquelles nous pouvons cheminer. On obtient alors une vue très différente : nous pouvons relier les diverses parties. Ainsi, nous acquérons une vue plus globale dotée d'un sens plus éclairant.

Nous allons découvrir, au fil des séances, que toute attitude restrictive n'est, en réalité, que la réponse la plus appropriée pour gérer une situation inacceptable.

La culpabilité se dissoudra par cette découverte.

▸ Une séance sur le thème « écologie des cadres de vie »

Mélie, une jeune femme de 32 ans, consultante indépendante en entreprise, prend rendez-vous :

> *Je suis très mal dans ma « peau ». Je suis irritable avec mon petit garçon de 28 mois. Il est d'ailleurs très pénible, il me réclame sans cesse, il veut que je joue avec lui, je voudrais bien, mais pas tout le temps. De toute façon, je n'ai pas la patience !*

Elle me donne quelques éléments sur son fils : c'est un enfant agité, très possessif, qui dort très mal, qui pleure quand elle le laisse.

Je lui demande en quoi consiste son activité professionnelle. Elle me répond qu'elle travaille chez elle et a ponctuellement des rendez-vous extérieurs en entreprise.

Moi :

> *Qu'attendez-vous de cette séance, quel serait votre souhait ?*

Mélie :

Je veux être calme avec mon enfant.

Je lui demande de penser à son enfant ; le bras lâche, ce qui indique qu'il y a quelque chose de vécu comme difficile avec son enfant. Mais quoi ?

Je teste par changement d'indicateur :

Naissance ?

Il y a changement d'indicateur du muscle. Ceci indique un stress.

Je continue :

Grossesse ? Conception ?

Il y a aussi un stress sur la période de la grossesse. Je lui demande si cela lui rappelle quelque chose :

Oui, j'ai été heureuse d'attendre un enfant, mais à la fois j'étais très contrariée par rapport à mon travail que j'adore ! Ma carrière professionnelle allait en pâtir. Je me sens terriblement coupable de penser comme cela.

Par test, la priorité se porte sur ce dernier élément.

Je poursuis en lui demandant de penser à son travail : le bras lâche. Il y a donc stress, mais sur quel élément et de quelle nature ? Lorsqu'elle visualise les différentes phases de son activité professionnelle, le test marque un changement d'indicateur sur son planning.

Je lui redemande (toujours en testant) de penser à son organisation, à son planning ; là, le bras fléchit : il y a stress, de toute évidence. Je le lui fais remarquer. Elle confirme, en ajoutant qu'elle ne peut pas s'organiser comme elle le veut avec son fils, que son travail est en retard et qu'elle vit cela très mal. C'est insupportable pour elle.

Je cherche la technique prioritaire : nous allons utiliser l'Adaptogenèse, grand déséquilibre avant/arrière.

Les émotions détectées sont :

– culpabilité

– et, en profondeur : non soutenue, isolée.

Mélie commente :

Je préfère mon travail à mon enfant, je suis une mauvaise mère, j'ai honte. Ma mère travaillait, et mon père n'était plus dans le foyer. Je me sentais très seule. Je ne veux pas que mon fils vive la même solitude. Par contre, je ne peux pas me résoudre à ne pas travailler, c'est ma vie !

Moi :

Et que se passe-t-il avec votre enfant actuellement ?

Mélie :

Je n'arrive pas à travailler avec concentration, car je me sens toujours coupable de le laisser, mais je ne le supporte plus !

À la fin de l'équilibrage, je vérifie que les charges émotionnelles sont nettoyées sur :

– les émotions : le muscle est tonique, ce qui signifie qu'elles n'affectent plus Mélie ;

– les éléments qui indiquaient un stress, tels que le fait d'être en retard dans son travail, d'avoir le sentiment de délaisser son fils : le muscle est tonique, ce qui signifie qu'ils n'affectent plus Mélie.

Elle me téléphone quelques semaines plus tard :

J'ai compris : je m'interdisais de m'investir dans mon travail, car cela faisait de moi une mauvaise mère et j'étais persuadée que mon enfant en souffrirait ! Depuis, je m'autorise à travailler, j'ai fait un planning : il râle beaucoup moins et moi, je conjugue mieux mon activité professionnelle et ma vie de mère !

Que se passait-il pour Mélie ?

Mélie disait elle-même être divisée entre sa vie professionnelle et sa vie de mère, mais elle ne pouvait se résoudre à faire un choix. C'est la différence entre savoir ce qui ne va pas et l'avoir évacué.

À cause de sa propre enfance, où elle avait mal vécu le fait que sa mère travaille et la laisse souvent seule, elle était bloquée inconsciemment entre son travail et le fait que son enfant ne souffre pas de son absence. Or, même si elle délaissait son travail, elle n'était pas pour autant plus disponible et sereine avec son fils. Un des domaines importants de sa vie n'était pas acceptable pour elle : le fait d'accorder du temps à sa vie professionnelle n'était pas conciliable avec son rôle de mère et faisait écho à sa petite enfance. De ce fait, elle ne pouvait ni travailler ni jouer avec son fils sereinement, à cause de la culpabilité qu'elle vivait depuis sa grossesse.

Suite à la séance, elle conscientise ce dilemme et devient capable de s'autoriser à travailler et à laisser son fils jouer seul, ainsi que de s'accorder du temps pour jouer avec lui en étant disponible.

En libérant la charge émotionnelle de son enfance et en éclairant ainsi le mécanisme qui l'obligeait à mettre en retrait un des aspects de sa vie, Mélie est maintenant capable de concilier et d'équilibrer sa vie. Elle se réalise en tant que mère et aussi professionnellement.

Dans cette séance, pour permettre à Mélie de faire les liens très rapidement, nous avons dialogué par test musculaire avec le corps et informé les zones bloquées de la nature du stress, puis nous avons libéré le nœud par des techniques très précises de tenue et de stimulation de points.

La rapidité de la résolution du conflit intérieur de Mélie est due à la fois à la possibilité d'informer le corps avec précision par son propre langage, le toucher, et au fait que Mélie accepte en profondeur que l'on puisse être mère et individu.

Les questionnements par rapport à nous-mêmes

Comment maintenir une bonne écologie personnelle si l'on ne se connaît pas ? Cela ne semble guère possible.

Connaître ses besoins vitaux, affectifs, sociaux et aussi spirituels (j'appelle « spirituels » les aspects qui touchent au sens de la vie) est nécessaire au maintien de notre équilibre. C'est aussi cet aspect-là que nous découvrons lors d'une équilibration. En ayant conscience de nos besoins, nous sommes capables de mieux les respecter.

C'est notre état physique, émotionnel ou mental qui va manifester quelques signes d'alerte : « La coupe est pleine ! »

En fait, nous allons voir un kinésiologue ou un praticien parce que « quelque chose ne va pas ». Nous réagissons au signal d'alerte. Nous allons faire le ménage, « libérer des stress ». Il est évident que la vie quotidienne se chargera de remplir à nouveau cette coupe ! Alors, pour maintenir un équilibre dans notre vie, nous devons apprendre à regarder, à observer et à nous poser des questions telles que :

- Qu'est-ce que je veux obtenir dans ma vie ?
- Tiens, est-ce que c'est réellement la première fois que je suis confronté(e) à cette situation ?
- Suis-je à l'aise dans cette situation ?
- Quels comportements automatiques et naturels ai-je activés qui n'étaient pas adéquats ?
- Comment est-ce que je vois la vie pour que je ressente et perçoive les choses de cette façon ?
- Est-ce que cela viendrait de mon passé ?

Vers la prise en compte du passé avec l'approche kinésiologique

Le vécu conscient se déroule dans un champ de perceptions qui est très limité par notre conscience consciente.

Nous gardons en mémoire ce que nous fixons par notre attention et notre éclairage très limité. Mais ce n'est pas tout, **nous enregistrons aussi tout ce que captent nos sens au-delà de notre perception consciente, c'est-à-dire une immensité.** Nous n'oublions rien de ce que nous avons vécu, tout est conservé.

Il n'est pourtant pas facile de faire venir dans le champ du conscient ce qui a été fixé autrefois. Certains chocs ont été si violents qu'ils ont été occultés, oubliés ! Ce n'est pas parce que l'on a des difficultés à se rappeler quelque chose que pour autant les détails de l'expérience n'ont pas été inscrits dans la mémoire. Le phénomène du rêve nous indique parfois que certains souvenirs que l'on croyait oubliés sont encore là. Ils se montrent à travers des images saisissantes du passé. L'hypnose prouve aussi qu'il est possible, en plongeant une personne dans le sommeil, de la suggestionner afin qu'elle retrouve des éléments de mémoire dont elle ne dispose pas à l'état de veille. Les résultats de l'hypnose sont suffisamment riches, complets et variés, pour démontrer que l'hypothèse d'une mémoire totale n'est pas une idée en l'air, mais renvoie bien à une réalité. Dans la perception, notre corps est actif bien au-delà de ce que nous ressentons. Il garde en lui toutes les impressions.

La mémoire de nos cellules

Que ce soit l'histoire de nos ancêtres, celle de nos parents, notre propre itinéraire, nos cellules ont tout enregistré ; sans compter l'inconscient collectif qui a imprégné toutes ces histoires !

Définition

La mémoire cellulaire est définie comme la capacité qu'ont les cellules, les tissus vivants à mémoriser et à se souvenir des caractéristiques du corps dont ils sont originaires.

Claire Sylvia narre sa propre expérience dans son livre *Mon cœur est un autre*. Elle raconte les changements troublants survenus après avoir subi une greffe du cœur et des poumons. Surprise de constater des changements dans ses attitudes quotidiennes de vie, elle a entamé des recherches qui l'ont conduite à rencontrer les parents du donneur et à découvrir que ses nouvelles façons de faire, ses nouveaux goûts étaient en fait ceux du jeune homme qui lui avait donné son cœur et ses poumons. Ces recherches semblent mener à la piste que nos organes, nos cellules portent en mémoire nos goûts et nos émotions.

Dès notre conception s'imprime en nous tout ce que nous vivons, au plus profond de notre être, dans nos cellules qui portent aussi l'histoire de nos parents et de nos lignées. Ce vécu personnel ainsi que l'héritage familial sont imprimés. Ils vont agir à notre insu sous forme de mémoires qui s'activent cycliquement ou sous l'effet de stimuli subtils, déclenchant en réponse de notre part des comportements automatisés, quelquefois inadaptés et parfois sources de souffrances. Je dis bien « quelquefois », parce que ce sont ces mêmes automatismes qui font que l'on mémorise des schémas qui nous servent aussi dans notre adaptation quotidienne. Une expérience très positive, très nourrissante émotionnellement va aussi engendrer dans le futur des événements dont les ressentis seront les mêmes, mais dans le sens de la stimulation et de la motivation.

Nous véhiculons tous des programmes plus ou moins difficiles. Nous avons personnellement aussi nos propres cycles. Ainsi, alors que nous croyons être dans notre libre arbitre, nous agissons selon ces programmes de survie, très souvent de manière non consciente.

D'après Marc Fréchet et bien d'autres chercheurs, le principe biologique est le suivant : lorsque nous subissons un choc trop brutal, celui-ci génère souvent un conflit sans solution. Le cerveau va l'imprimer dans la mémoire cellulaire en tant que croyance destinée à se répéter dans le temps au travers d'autres événements qui auront en commun des ressentis semblables.

En Occident, nous avons tendance à oublier, depuis quelques décennies, que le corps a une vie, qu'il se manifeste, et que ce qu'il manifeste a une raison qui échappe à notre logique rationnelle.

Il suffit d'appuyer sur le « bouton » stimulus, et c'est parti ! Invariablement, le même schéma ressort, accompagné des mêmes tourments émotionnels, nous tombons dans la même ornière de comportement.

Généralement, nous le nions, mais, en tant qu'êtres humains, nous sommes dominés par des modèles de comportement, nous ne sommes pas libres dans les faits. Nous sommes emplis de schémas bien particuliers liés au passé et qui régissent nos attitudes.

Ces schémas conditionnels proviennent des traces laissées par des expériences de l'enfance pour la plupart, de la naissance, de la vie intra-utérine et des lignées qui nous ont précédés, nos ancêtres.

Lors d'une séance, il est possible de déterminer les âges où les déséquilibres se sont produits. S'instaure alors un dialogue direct avec le biocomputer, qui facilite le choix des outils adaptés pour rétablir l'équilibre qui va libérer ces blocages liés au passé.

Selon le protocole établi par le testeur c'est-à-dire soit oui/non soit un changement d'indicateur, nous obtiendrons une lecture de la nature du stress. Nous testerons pas à pas pour mettre des événements en lumière.

Par exemple, nous allons énoncer des natures de stress comme ci-dessous, un changement d'indicateur du bras nous indiquera la résonance avec ce que vit la personne :

- Conflit de territoire ?

- Manque affectif plutôt en relation avec le père, etc. ?

- Mémoires issues de la ligne des générations ?

Pour le dernier cas, nous continuerons le recrutement de stress en appuyant sur certains points d'acupressure qui nous permettent de définir si c'est la ligne maternelle ou paternelle, puis de mettre en relation des points précis sur le corps en lien avec la génération concernée.

Libérer le passé, c'est libérer la charge émotionnelle négative que nous avons mise sur l'événement. **Cette charge dépend de ce que nous avons compris et assimilé de l'événement par rapport à ce que nous étions au moment du choc.**

En libérant des mémoires, nous éclairons le schéma de survie : le corps informé peut se libérer et, dès lors, si nous le voulons, si nous n'avons pas de bénéfice secondaire à rester dans un schéma ancien, nous sommes à même d'avancer vers de nouveaux horizons.

En modifiant un élément en nous-mêmes, nous créons un nouvel équilibre qui autorise un nouveau positionnement, une réponse différente, des attitudes différentes. Car les automatismes qui étaient créés par le blocage, n'ayant plus lieu d'être en tant que solution, peuvent disparaître d'eux-mêmes.

Dans notre vie, il est possible de dire que tout événement s'associe à une émotion, à un sentiment et à une perception en fonction de notre origine familiale, culturelle et sociale et de notre état du moment ; cet événement produira un impact particulier et sera enregistré dans notre « disque dur personnel ».

▸ Les événements bloquants du passé

Nous vivons et nous rencontrons à chaque instant des émotions, des joies, des peines, tout ce que nous vivons s'inscrit en nous, rien ne « passe au travers ».

Un jour, un choc de plus va être la goutte d'eau qui fait déborder le vase. Car, effectivement, rien n'échappe à notre sensibilité : notre corps ressent le moindre mouvement, la moindre impression aussi bien émotionnelle que structurelle ou vibratoire (saison, lunaison...).

Nos colères, nos rages, nos déceptions, nos angoisses restent ancrées en nous. Petit à petit, les effets sont plus marquants. Un événement peut provoquer un choc si fort qu'il programme et déclenche en même temps une attitude. Dans la plupart des cas, le programme est écrit antérieurement et se révèle à la faveur d'un ou plusieurs événements répétitifs. Lorsque le schéma est restrictif, il va inhiber notre potentiel et créer à son tour des effets et d'autres schémas. Ce sont des réactions en chaîne. Elles provoquent nos attitudes-réponses dans le présent tant que nous ne les avons pas repérées et libérées.

C'est pourquoi, dans l'approche kinésiologique, nous remontons le fil des événements jusqu'à l'événement d'origine qui a lancé le programme.

Ce ne sont pas les événements en eux-mêmes qui peuvent changer, mais la manière dont nous les vivons et les ressentons. Nous avons chacun un ressenti différent. C'est l'impact de l'émotion telle que nous l'avons vécue qui, en fusionnant avec l'événement et aussi avec tout le contexte du moment, crée un schéma négatif ou bien un schéma positif.

Voici ce que j'entends fréquemment en séance :

– *Lorsqu'on me fait une remarque, je me sens abattu(e). Je me dévalorise, je ne me sens pas aimé(e)...*

– *Je suis facilement irritable...*

Ces attitudes, facilement repérables, sont la résultante d'une blessure antérieure, ce sont des conséquences et non des causes. En Kinésiologie, nous allons remonter vers la cause, et l'attitude se réglera d'elle-même. Nous n'allons pas déterminer avec notre petit conscient ce qui peut être cause ou effet, nous n'allons pas nous prêter au jeu des interprétations, nous allons vérifier grâce au test musculaire !

Il est préférable de remonter le plus possible sur les schémas causes. Et les schémas causes sont, pour ceux qui le veulent, à l'origine d'un grand voyage qui nous guide vers nos valeurs :

– *Qui suis-je ?*

– *Quelles sont mes valeurs pour avoir pris la chose de telle manière ?*

– *Cette attitude est-elle guidée par ma culture ou par ma biologie ?*

– *Quel événement insoluble enregistré dans ma mémoire me bloque ?*

Le praticien interroge cette mémoire cellulaire. Il se laisse guider par le test musculaire pour accéder aux stress du passé et ainsi déceler les traumatismes de la petite enfance, de la naissance, de la vie intra-utérine, de la conception, voire du transgénérationnel.

Nous l'avons déjà vu : en faisant appel à la tonicité musculaire, le kinésiologue ne branche pas le mental de la personne et s'adresse ainsi directement à la mémoire cellulaire. Grâce aux tests musculaires, les dérèglements, les facteurs de stress et les conflits peuvent être identifiés comme toujours présents même s'ils ont disparu de notre conscient.

Une fois le stress identifié, le praticien aide le consultant en pratiquant des libérations de stress, appelées « défusions ». Cette technique est totalement respectueuse de la personne qui se fait aider ; elle consiste en général en des tenues, des stimulations de points d'acupuncture. Le but est que la personne retrouve plus de capacités à s'autonomiser et à gérer ses émotions. C'est la personne en demande qui est partie prenante du processus de libération. Le kinésiologue est le simple facilitateur d'un travail de soi sur soi. Il permet au consultant de prendre le gouvernail de son existence et d'évoluer sur son propre chemin de vie en laissant derrière lui un passé parfois lourd et encombrant.

Comment repérer nos schémas ?

Nous avons tous constaté qu'il suffit que l'on nous titille sur un point particulier pour que nous réagissions instantanément. Cela vaut pour les fous rires, les coups de gueule, les replis sur soi.

Nous allons toujours trouver sur notre chemin celui ou celle qui va nous faire réagir !

Un exemple

Dans le passé, Liane a douloureusement vécu une rupture dans une relation amoureuse. Elle a le sentiment d'avoir été trahie, toute son idéalité de l'amour, ses attentes n'ont pas trouvé d'écho. Elle a le sentiment d'avoir donné beaucoup, d'avoir aidé, mais tout ce don d'elle-même n'a pas été reconnu.

Les années passent, mais la blessure reste. Liane a ensuite bâti sa vie, sans s'en rendre vraiment compte, pour ne plus être blessée de la sorte. Elle a enfoui sa blessure, ses idéaux et vit éteinte malgré un nouveau compagnon. Quelque part en elle, elle garde un profond ressentiment et ne veut plus être trahie. Elle ne s'engage pas réellement dans cette nouvelle relation.

Or, voilà qu'un de ses amis vit une rupture affective teintée de trahison. Peu de temps après, elle voit un film mettant en scène ces mêmes relents de rupture affective.

En fait, la vie la relance dans un contexte très semblable à celui qu'elle a connu autrefois. La panique va se manifester, peut-être une agressivité, une méfiance peu commune et, en tout cas, disproportionnée avec la situation actuelle. Autour d'elle, personne ne saisit ses réactions excessives, elle non plus ne fait pas forcément les liens. Au moment où cette réaction émotive apparaît, ses attitudes sont hors de son contrôle. Sa réaction émotionnelle est irrationnelle. Elle ne voit pas forcément qu'elle est trop irritable et qu'elle se laisse facilement emporter par sa crainte. Elle ne se rend pas compte que ses attitudes et ses paroles ont un caractère excessif. Elle est intérieurement affectée, et c'est ce que montre la montée de ses réactions émotionnelles.

Il a suffi d'appuyer sur le bouton « trahison-rupture » pour déclencher la réaction. Toujours la même. Cela marche très bien. Les réactions ont effectivement un caractère mécanique.

Lorsqu'on connaît bien quelqu'un, on sait parfaitement comment le faire bondir, le « faire démarrer ».

Nous disons familièrement :

« Démarrer au quart de tour ! »

« Mon sang n'a fait qu'un tour »

Nous sommes, dans ces moments-là, comparables à un robot muni d'un bouton on/off. Un élément déclencheur, et la séquence des réactions s'amorce et se déroule automatiquement.

Et vous, quelle est la chose qui vous fait démarrer au quart de tour ?

Ce que nous pouvons observer, c'est qu'il existe bel et bien un conditionnement qui provoque sans arrêt les mêmes réactions.

Notre liberté ne dépasse pas les schémas restrictifs issus des chocs de la vie de nos ancêtres et de notre propre vie. Nos choix, mêmes conscients, ne sont que le résultat des schémas de survie du passé depuis notre conception en remontant sur la ligne des générations. Ceci est logique et normal, nos histoires non résolues se perpétuent à travers nos descendants. La psycho-généalogie met cela en évidence.

Cependant, même si nous portons en nous l'histoire de ceux qui nous ont précédés, nous ne dirons jamais :

C'est à cause de ma mère, c'est la faute de mon père...

Nous dirons plutôt :

C'est en relation avec mon père ou avec ma mère.

En effet, nous voyons que, dans une fratrie, les frères et les sœurs ne se sont pas obligatoirement marqués par les mêmes événements familiaux. Ils auront un potentiel différent pour y répondre. On peut dire que les événements marquants, et ce que chacun va en faire, dépendent de ce que nous sommes en tant qu'individus uniques. Nos parents ne sont ni fautifs ni coupables (je ne parle pas ici des cas de maltraitance), mais ils font partie du jeu de l'interaction entre ce qu'ils sont et ce que nous sommes. Notre milieu familial révèle très tôt nos qualités et nos faiblesses.

La Kinésiologie libère et défait des nœuds, mais si l'événement a eu l'impact qu'il a eu sur nous, c'est uniquement en fonction de notre construction, de nos valeurs et d'éventuels déséquilibres déjà présents en nous.

Aucune amélioration durable ne pourra exister sans lâcher l'attitude de victime, sans acquérir une vision plus grande de cet immense réseau qu'est la ligne des générations qui nous ont précédés, sans considérer l'expérience comme facteur de découverte et de dépassement du moi.

On appelle parfois cela le pardon, le lâcher-prise...

Libérer le poids du passé : ça sert à quoi ?

Vous l'avez bien vu, en fait, si l'on ne désamorce pas les causes du problème du passé, chaque stress du présent sera plus difficile à gérer. MAIS, surtout, aucune action ayant le plus petit lien avec l'événement passé ne pourra être entreprise sereinement.

Il se pourrait même que toute tentative d'action pour soi-même soit complètement bloquée.

Le futur sera entaché du passé et ne sera pas libre.

Les potentiels existants seront bloqués, verrouillés.

Sans la libération des traumatismes anciens, nous ne vivons qu'en fonction de ces événements. **Notre présent n'est pas ce que nous voulons vivre, mais ce que nous pouvons vivre.** Nos vies sont alors le résultat de non-choix, d'impossibilités liées à notre passé.

En Kinésiologie, ce n'est pas l'événement qui compte, mais l'impact qu'il a laissé. Cet impact se compose d'une charge émotionnelle et d'un schéma de survie qui va conditionner nos attitudes présentes.

Une séance apporte la clarté sur les liens qui existent entre les blessures anciennes et notre vie actuelle et, plus loin, sur notre propre valeur (estime, respect de soi...).

L'angoisse, la peur

Ce qui est aussi amené au jour, ce sont nos peurs, la peur de la peur, la peur d'avoir mal, la peur d'affronter... Certaines procédures de Kinésiologies libèrent précisément les peurs innées, les phobies. Rompre le schéma installé de la peur permet enfin de choisir, de s'engager, d'avancer, de reculer ou de fuir. Mais il y a enfin action, car le pire de tous les stress c'est l'impossibilité de réponse.

Selon Henri Laborit, il y a deux systèmes de réaction possibles, l'attaque ou la fuite, autrement dit l'activation ou l'inhibition de l'action. Au début de la décennie soixante-dix, il découvre que les désordres somatiques liés à l'agression psychosociale sont provoqués par un état d'inhibition de l'action. Il réalise ensuite que c'est cette inhibition persistante qui provoque les désordres en relation avec la mémoire. Si nous avons la possibilité de fuir ou de lutter, le stress sera assimilable et ne produira pas de désordre énergétique puis physique.

Plus nous avons une réponse active au stress, plus nous sommes protégés contre les sentiments d'anxiété, d'angoisse et de détresse. Au contraire, l'inhibition de la réponse provoque l'anxiété ou l'angoisse.

Si la personne, dans son passé, n'a pas eu de réponse face au stress, il sera possible au kinésiologue, des années après, de revenir sur cette inhibition en substituant à la réponse manquée une action concrète qui dénouera l'histoire. Ce qui est important pour le corps, c'est que ce soit une action (stimulation de points, mouvements, etc.) et pas uniquement une parole.

Nous allons sortir le stress par une action concrète, comme un toucher de point d'acupuncture, un massage, l'expression d'une émotion en bougeant les yeux dans des directions différentes (libération du stress oculomoteur), l'expression du son de la colère (voir chapitre L'équilibre des émotions et leur cycle). Toutes ces techniques sont des actions de réponse et elles permettent au corps de sortir de la peur, de l'angoisse en donnant le choix de l'action : avancer, reculer, fuir, combattre.

Le praticien ne cherche pas à effacer le ou les symptômes mais recherche comment redonner au corps le meilleur équilibre possible.

Plus nous remontons sur la cause et plus l'équilibrage sera efficace.

Plus nous ferons le lien avec le symptôme et les événements passés et présents, plus nous évacuerons de stress, et plus nous irons sereinement vers notre objectif.

▸ Une séance sur le thème de « l'angoisse »

Néo, un homme de 40 ans qui travaille dans une administration vient consulter car il a régulièrement des crises d'angoisse au point qu'il ne peut plus conduire sa voiture sur l'autoroute. Il a aussi des reflux gastriques et il est sous antidépresseurs.

La première question que je lui pose est :

Avez-vous eu un accident ?

Non aucun

Depuis quand avez-vous ces angoisses ?

Il répond :

Il y a deux ans environ, cela a débuté un jour en rentrant du travail, sur l'autoroute, j'ai eu une crise épouvantable, j'ai eu du mal à continuer, c'était la première fois que je vivais une crise d'angoisse, depuis je suis en arrêt de travail.

Et dans votre travail, quel était le contexte ?

Bof, je m'ennuie un peu...

En testant, je m'aperçois que le stress sur le travail est immense ; je lui montre ce que le test indique ; il dit alors :

C'est vrai qu'il y a eu un événement marquant : je croyais en ce que disait mon supérieur hiérarchique et j'ai été très déçu.

Avez-vous ressenti une émotion de colère, de déception ?

Non, non, je me dis que mon supérieur a dû obéir à des ordres venant de plus haut, ou qu'il y a eu du « piston »...

En testant, je trouve qu'il est nécessaire d'effectuer un équilibrage lié à l'acceptation des émotions et au poumon.

Néo craque après que je lui annonce les émotions suivantes : « perte de territoire », « libre », puis « stoppé » au lieu de « dynamique ».

En fait, son supérieur lui promettait un avancement depuis plus de dix ans. Et il venait d'offrir le poste à quelqu'un d'autre !

Devant l'incapacité de réagir à cette injustice et d'exprimer ses émotions, Néo est dans la situation suivante :

> *Je ne peux pas fuir, mais je ne peux pas non plus me confronter à mon supérieur.*

L'angoisse le terrasse alors : il ne peut pas hurler sa colère et sa déception, il ne peut pas démissionner, car il doit travailler pour assurer la sécurité de sa famille, il est coincé. N'oublions pas que, sur l'autoroute, on ne peut pas prendre d'autre chemin, on doit suivre la voie tracée, on est « coincé » jusqu'à la sortie.

De nombreuses personnes coincées, enfermées par leur milieu ont des angoisses lorsqu'elles sont sur une voie à sens unique. L'autoroute représente simplement un lieu fermé et dirigé, avec une entrée et une sortie, mais pas de bifurcation, pas de retour en arrière possible. Le corps de Néo a associé la sensation de la symbolique « autoroute » à la situation professionnelle sans issue qu'il vivait.

Dans le cas de Néo nous allons libérer le fait de ne pouvoir ni fuir ni lutter, d'être dans une impasse. Nous allons nettoyer la charge négative sur les émotions citées ci-dessus et équilibrer énergétiquement son corps.

Pendant la séance, nous avons informé musculairement le corps de la déception, de la colère bloquée contre son supérieur et de la rage d'être coincé. Puis nous avons libéré la tension par des tenues de points. En libérant l'énergie, le corps a pu alors émettre une réponse concrète face à cette situation inacceptable et pour laquelle Néo n'avait pas eu de solution.

Suite à cette séance, ses angoisses ont disparu, et sa femme m'a téléphoné pour me dire qu'elle avait retrouvé l'homme souriant qu'elle connaissait dix ans auparavant.

▸ Une séance sur le thème « migraine liée au passé »

Je reçois Héléna, 40 ans, qui souffre de migraines deux à trois fois par mois, depuis une vingtaine d'années. Ces migraines durent environ quarante-huit heures. Voilà ce qui apparaît, le symptôme.

Sachant cela, je lui demande :

> *Y a-t-il eu un ou des événements particuliers dans votre vie il y a vingt ans ?*

Héléna :

> *Je ne vois pas.*

Je continue :

> *Actuellement, mis à part les migraines, comment allez-vous physiquement ?*

Héléna :

> *J'ai aussi des brûlures d'estomac, des nausées.*

Je poursuis :

> *Au niveau moral, comment allez-vous ?*

Héléna :

> *J'ai une vie professionnelle intéressante, je suis heureuse avec mon mari, nous travaillons ensemble et tout va bien.*

À partir de là, je vais utiliser la vérification musculaire pour rechercher un événement et/ou un âge ; je vais aller retrouver ce que le biocomputer a enregistré comme événement stressant. Le test m'indique l'âge de 22 ans.

Je pose alors la question :

> *Que s'est-il passé pour vous à l'âge de 22 ans ?*

Héléna :

> *Je sais, j'avais ma propre petite entreprise et j'ai été obligée de fermer. Ah oui, cette même année, j'ai eu aussi une perforation de l'estomac.*

Je continue car le test m'indique un autre âge :

Et à 18 ans ?

Héléna :

Je ne sais pas... Ah si ! J'ai interrompu mes études pour me marier une première fois, mais cela n'a pas marché, j'ai divorcé cinq ans après.

Je lui demande :

Quels liens faites-vous avec votre situation actuelle ?

Héléna :

Aucun, sinon que le travail est une partie importante de ma vie !

Je continue avec le test musculaire et je trouve les méridiens Foie, et Estomac en déséquilibre. Sachant que la fonction des méridiens Foie et Estomac est liée à la transformation/stagnation pour l'un et à la satisfaction/manque pour l'autre, je pose la question :

Vous sentez-vous bloquée actuellement dans votre profession ?

Héléna :

Non, du tout.

Identifié par test musculaire, l'équilibrage que je dois effectuer agit sur le spasme du pylore, il est issu du protocole de l'Adaptogenèse extérieur/intérieur de Francis Vieules.

Les émotions spécifiques associées sont « colère », « ressentiment », les métaphores associées sont « Je ne peux pas avaler ma colère, ça a du mal à passer ».

Héléna :

Oui, j'ai été en colère de devoir interrompre mes études, de fermer ma boîte, et maintenant de ne pas être mon propre patron mais de travailler comme l'assistante de mon mari, ce n'est pas contre lui que je suis en colère mais contre moi de ne pas avoir été capable d'être indépendante !

Ça y est ! Nous avons un ensemble de liens de cause à effet. Notre système corps/mental/émotions ne réfléchit pas rationnellement comme nous pourrions le penser. En fait, il est plutôt associatif. Pour Héléna, chaque fois qu'une action ou qu'une parole dans la journée de travail réactualisait la colère non évacuée de l'arrêt de ses études et de la fermeture de sa boîte en relation avec une perte de l'estime d'elle-même (les mémoires du passé), cela activait le sentiment d'être bloquée et provoquait une colère inconsciente contre elle et contre la vie !

Héléna n'avait jamais fait le lien et sa colère n'avait jamais pu s'exprimer.

En énergétique chinoise, nous savons que la colère rentrée est liée à la stagnation et aux méridiens Vésicule biliaire et Foie, tandis que le mécontentement et la difficulté à digérer l'événement sont plutôt liés à l'énergie du méridien Estomac et à l'organe estomac.

Dans cette séance, nous avons en même temps évacué une très vieille colère due à deux événements qui avaient bloqué la personne dans son développement professionnel et qui avaient aussi activé le sentiment de dévalorisation.

Héléna est sortie de ses migraines en une seule séance !

Je dois préciser que l'amélioration est aussi due à l'acceptation de la personne. Elle ne s'est pas sentie mal ou coupable d'être en colère.

Dans d'autres cas, il faudra plus d'une séance, dans d'autres encore, il n'y aura qu'une petite amélioration.

Chaque séance est unique et chaque migraine aussi, même si, par expérience, je peux dire que le phénomène de la colère rentrée est toujours retrouvé lors des migraines.

Le déni ou la révolte, l'acceptation

Que se passe-t-il en cas de traumatisme émotionnel après un choc de la vie ?

Très souvent, les premières attitudes sont le déni ou la réclamation du préjudice. Ces deux attitudes semblent être le meilleur moyen qu'a trouvé la personne pour vivre après un choc important.

Par contre, ces deux attitudes vont engendrer un « sur-stress ». Le déni va cacher aux autres et à la personne elle-même la réalité de sa souffrance, va saper profondément son énergie, empêchant la réparation.

La réclamation va engendrer une impossibilité de guérir, puisqu'un coupable extérieur existe et qu'il détourne le choc. Dans ce cas-là, nous allons entrer en conflit avec un coupable extérieur qui est souvent personnifié par le père, la mère, la famille, le mari, la femme, le patron, l'état, Dieu...

Une des façons les plus équilibrées de gérer un choc traumatisant se situerait dans la capacité à accepter d'avoir été traumatisé(e), dans l'acceptation d'avoir besoin d'aide. La prise de conscience des attitudes consécutives au traumatisme et du cortège des émotions associées au choc permet l'évacuation de la culpabilité, de la colère, de la peur. La grande libération sera de ne plus rechercher un coupable, en soi ou à l'extérieur ! C'est le cheminement qui est proposé lors des séances.

En bref, chaque événement important et traumatisant nous amène à nous-mêmes, dans nos retranchements et nos impossibles à vivre.

L'intérêt d'une séance de Kinésiologie est d'aider la personne à percevoir cette troisième façon d'aborder les événements restrictifs.

Avec le déni ou la révolte, nous allons souvent rencontrer les attitudes suivantes :

Les attitudes stoïques : elles sont exprimées par ceux et celles qui vivent les chocs de la vie comme une fatalité de l'existence et qui les enfouissent, sans rien laisser paraître. Ils continuent contre vents et marées.

Les attitudes de sauveurs : elles sont exprimées par ceux et celles qui vont sauver les autres pour ne plus voir leur propre détresse.

Les attitudes plaintives : elles sont exprimées par ceux et celles dont le visage et le corps portent le masque de la souffrance ; ils sont affectés, cela se voit. Ils ont besoin d'être entourés et sont souvent fatalistes. Quelquefois, cette attitude débouche sur un chantage émotionnel.

Les attitudes positives : elles sont exprimées par ceux et celles qui, lors d'événements traumatisants, disent : « Il vaut mieux en rire .. », « Ça ira mieux demain », « Ça s'arrangera », etc. C'est ce que j'appelle la surface, l'intérieur est brisé, mais nous tentons d'inverser le cours en positivant, en ayant l'air de rien !

Certains répètent des phrases positives, des prières, etc. Nous pouvons reconnaître le style du positif de surface ou du raisonnement rationnel parmi des expressions que tout le monde connaît. Par exemple :

– *Je sais bien que ma mère m'aime à sa façon, mais moi, j'attendais autre chose.*

– *Je sais qu'il ne peut pas faire autrement, alors je ne lui en veux pas.*

Ces phrases servent de masque. Ce sont des raisonnements de surface qui maintiennent la tête de la personne qui souffre hors de l'eau. Mais si, en évoquant la personne ou l'événement, on détecte une faiblesse par test musculaire, cela signifie que la charge émotionnelle négative est toujours là et affecte le temps présent.

Pour évaluer votre liberté d'action, vous pouvez utiliser le test suivant :

Est-ce que cet épisode du passé a été réellement lâché ?

– *L'évocation de l'événement (consciente ou inconsciente) ne provoque aucun pleur, aucun ressentiment, aucune souffrance persistante ?*

– *Aucun endroit où l'on évite d'aller ?*

– *Aucune personne que l'on écarte de peur de raviver une souffrance ?*

Dans ce cas, bravo, c'est lâché !

« Lâché » signifie que l'événement n'influe plus sur vos attitudes et vos comportements actuels.

Si le moindre stimulus vient déclencher une chaîne de réactions, comme la tête embrumée, le corps engourdi, les vagues de peur paralysante, la panique ou l'angoisse... Alors le passé n'est pas lâché et les choix ne sont pas libres.

Les raisonnements rationnels ou positifs sont utiles pour maintenir la tête hors de l'eau, et c'est là tout leur intérêt. Mais, pour que les phrases positives fassent réellement leur effet, nous devrons libérer la charge émotionnelle en profondeur.

Par exemple, certaines personnes disent : « J'ai accepté cette situation difficile. » Malgré cette affirmation, il se peut que si nous effectuons une vérification musculaire en Kinésiologie (lorsque la personne évoque cette situation), les muscles ne soient pas toniques.

Cela signifie en clair : cette expérience n'a, pour l'instant, pas été digérée ni assimilée, sinon elle n'aurait laissé aucun déséquilibre, ni sur un muscle, ni sur un méridien ou un organe, et, quand nous y repensons, notre corps ne manifesterait aucun stress (pas de perte de tonicité).

▸ Une séance sur le thème « positiver en surface »

Evora a vécu deux cancers du sein, elle a été opérée et a subi de nombreuses opérations de reconstruction suite à l'ablation. Elle a une prothèse au sein qui la fait souffrir, des douleurs dans le dos, elle pleure pour un rien, se culpabilise de tout et vit une relation très difficile avec son mari.

Lorsque nous nous rencontrons pour la première fois, je lui demande, comme toujours, ce qu'elle veut améliorer :

Evora :

> *Tout va bien ! Mais je ne veux plus pleurer lorsque mon mari n'est pas attentif à moi.*

Je lui demande comment elle se sent au niveau du moral.

Evora :

> *Moi, je suis très bien ! J'ai un moral d'enfer, d'abord il faut toujours rire !*

Elle dit tout cela dans un éclat de rire.

Après avoir interrogé la mémoire du corps, nous sommes sur la piste de la deuxième opération du sein.

Evora :

> *C'est là que l'on m'a mis une prothèse, j'ai été opérée en 2002 et depuis je souffre toujours.*

Moi :

> *Pouvez-vous me donner un niveau de douleur sur une échelle de 1 à 10 ?*

Evora :

> *7 sur 10*

Je lui demande :

> *Comment s'est passée cette opération ?*
>
> *Bien, me dit-elle, mais je ne m'attendais pas du tout à un autre cancer à l'autre sein ! J'ai été affolée, alors que pour le premier je ne m'étais pas remise en question. Là, j'ai paniqué.*

Je continue la séance par un protocole d'équilibrage, issu de l'Adaptogenèse droite/gauche. Cet équilibrage porte sur les états d'angoisse.

Suite aux émotions sorties pendant ce protocole de séance, Evora se met à pleurer et à dire combien elle avait eu peur de ce deuxième cancer. Elle dit aussi :

> *Je suis très étonnée de pleurer ainsi, car je me suis toujours dit : Evora, tu dois gérer, un point c'est tout, rigole et tout va passer ! J'ai toujours le moral et je ris constamment.*

Nous avons poursuivi la séance avec un équilibrage Holoset qui s'appelle « Figures de stress profond ». Cet équilibrage libère des stress très profonds, en dehors de notre champ de conscience.

J'ai revu Evora encore deux fois, mais, dès la première séance, la douleur de la prothèse était partie.

Elle était toujours fort étonnée que son mental ne réussisse pas à éliminer ses peurs, malgré les techniques qu'elle avait apprises et pratiquées activement. Cependant, elle a constaté à chaque séance que ses émotions masquées par le positif de surface sortaient bel et bien et s'envolaient définitivement !

En positivant, Evora a masqué sa déprime, sa peur en découvrant ce deuxième cancer. Cependant, les douleurs persistantes de sa prothèse, le mal au dos, les pleurs incontrôlables démontrent qu'elle n'avait pas libéré le stress de cette deuxième opération.

Pendant la séance, elle reconnaît avoir eu peur et accepte cette charge émotionnelle. Elle n'est plus dans le déni de sa souffrance. Puis, la libération de stress émotionnel et les pratiques énergétiques appropriées que nous avons effectuées la dégagent de la peur et de la douleur.

▸ Une séance sur le thème « vécu d'abandon »

Léo a 32 ans. Il a une vie sentimentale très difficile. Il est très possessif et il a, en même temps, une attitude très distante avec sa compagne. Il ne manifeste aucun sentiment. Cela le contrarie et génère des tensions dans son couple. Il a déjà vécu une rupture pour les mêmes motifs.

Son objectif est d'exprimer davantage ses sentiments et d'être plus serein.

Pendant la séance, le test musculaire indique l'âge de 7 ans. Il me dit que cela correspond au moment où il a été mis en pension chez sa tante.

Bien qu'il me dise :

> *Cela a été très difficile, mais je sais bien que ma mère avait beaucoup de travail avec mon petit frère malade et que c'est pour cela qu'elle m'a envoyé chez ma tante.*

Cette phrase masque son inquiétude mais révèle son stress ; d'ailleurs, le test musculaire révèle des muscles faibles. Les émotions sont : « abandonné et traumatisé » au lieu de « protégé et élan vital ».

Il me dit n'être resté que deux mois chez cette tante. Pour sa maman, il n'a jamais été question d'abandon, mais elle devait faire face à un problème de maladie avec son plus jeune enfant. Cependant pour Léo **c'est comme si** elle l'avait abandonné, il se sent abandonné. Il vivra un puissant sentiment d'abandon. **C'est sa réalité.**

Dans cet exemple, nous voyons que Léo vit en profondeur cette mémoire d'abandon qu'il recouvre de rationalisations comme « ma mère ne peut pas faire autrement, c'était mieux pour moi d'être chez ma tante ».

Pour atteindre son objectif, il était nécessaire de retrouver l'événement d'origine et de désamorcer le choc émotionnel qui l'accompagne, en l'occurrence, pour lui, une mémoire d'abandon. Nous nettoyons le traumatisme toujours à deux niveaux : émotionnel et énergétique.

Les larmes coulent toutes seules sur ses joues. Le lien entre sa compagne et cet événement est facile à faire : il ne peut montrer son attachement sentimental de peur de souffrir à nouveau de l'abandon.

En étant coupé de la tendresse et de l'affection, il a trouvé inconsciemment un moyen de se protéger des émotions et de la peur de souffrir. Pourtant, nous voyons que cette attitude de protection, liée à cette mémoire et à cette souffrance, freine et encombre sa vie sentimentale présente. Nos schémas de protection, utiles à un moment de notre vie, sont aussi notre enfermement. Ils ont leur utilité tant que la mémoire de souffrance est présente, le fait de libérer la charge permet au programme de protection de ne plus se mettre en route automatiquement.

Léo, lors de cette séance, a été fort étonné de vivre un sentiment d'abandon aussi puissant, alors que sa mère ne l'a laissé que deux mois et qu'elle lui donnait des nouvelles fréquemment.

Que se passe-t-il ?

La réalité de chacun

Savez-vous que le cerveau ne fait pas la différence entre le réel vécu, le symbole et l'imagination ?

Ce qui est vécu comme tel est enregistré comme réel. Il est important, pour mieux comprendre ce que nous avons vu ci-dessus, de se rappeler que, pour le cerveau, « c'est comme si = c'est ».

Voici un autre exemple de « c'est comme si = c'est ».

Je reçois Véra, 45 ans, très stressée car elle étudie depuis peu l'informatique en plus de son travail quotidien d'institutrice. Des mouvements incontrôlés de la paupière sont apparus, elle ne dort plus. Véra vit cela comme un excès de travail, une charge énorme et insurmontable, c'est d'ailleurs ce qu'elle a dit à son mari qui, lui, voyant le peu de temps qu'elle passe à l'informatique, ne comprend absolument pas !

Que se passe-t-il dans la réalité de Véra ? Elle a l'impression que ces cours durent une éternité et qu'elle ne peut assumer cette charge de travail supplémentaire. **C'est sa réalité.**

Ainsi, pour cette personne, l'apprentissage de l'informatique est vécu comme un effort énorme et surhumain, même si elle n'y passe qu'une heure par jour pendant cinq jours. Elle subit un stress enregistré de la même importance que celui d'un informaticien « surbooké » ayant travaillé douze heures par jour pendant huit jours d'affilée sur un programme !

Nous devons tenir compte de ce facteur incontournable : la réalité est différente pour chacun.

Nous devons tenir compte du fait que le monde, tel que nous le percevons, est une construction personnelle faite d'imaginaire, de symbolisme, de principes et de dogmes. Lorsque nous pensons à quelque chose, l'image mentale qui nous habite est loin d'être uniquement picturale, figée ; elle est en mouvement et elle est alimentée de composants visuels, auditifs, tactiles… et d'informations immédiates livrées par chacun de nos sens.

La conscience de la réalité fait appel à nos sens et à notre histoire personnelle, culturelle et revêt une telle variété d'aspects, qu'il paraît illusoire de vouloir chercher la vérité !

Nous pouvons trouver des milliers de prétextes à nos malaises, à notre agressivité, à nos colères ou à nos comportements inadéquats, mais la seule vraie cause de nos dérèglements intérieurs ne vient pas des autres, des événements ou des situations. Elle vient de notre manière d'enregistrer les événements en fonction de notre construction intérieure, de notre vision de la réalité.

La ligne des générations

Nous n'allons pas rechercher et trouver dans l'attitude de nos parents le pourquoi, mais plutôt regarder comment nos ancêtres ont répondu aux exigences de la vie. Nous allons envisager nos blocages comme la suite logique d'une lignée. Nos ancêtres ne sont pas coupables !

Cette lignée, par rapport à ce qu'elle a rencontré dans son expérience de vie, a développé des attitudes de réponse au stress et des comportements de survie. Nous allons regarder nos attitudes, nos blocages, nos impossibilités comme le moyen le plus approprié pour dépasser ou éviter un problème ; et il est vrai que ces réponses sont le plus souvent calquées sur les attitudes parentales.

Par exemple, j'ai la même réponse devant le stress que mon père : je me mets en colère ou je deviens taciturne.

La nature du stress est sûrement différente, mais la réponse au stress, elle, est identique.

L'autre n'est jamais en cause lors d'une séance. Comment cela se passe-t-il ? Voici un exemple.

▸ Une séance sur le thème « on ne m'aime pas »

Voici le cas d'Hélia, une jeune fille de 11 ans, qui se plaint de ses parents :

> *Personne ne me comprend ! D'ailleurs, l'autre jour, lorsque j'ai voulu expliquer pourquoi j'ai eu une mauvaise note, ma mère ne m'a pas écoutée ! Et mon père, qui sait que ce n'est pas ma faute, n'a rien dit ! C'est sûr, ils préfèrent ma sœur !*

L'accompagnement kinésiologique aura pour objectif de libérer la charge émotionnelle enregistrée sur le fait de « ne pas être entendue et comprise » ; mais aussi, de faire apparaître les éléments qui produisent ces déséquilibres. Dans le cas d'Hélia, les causes peuvent être multiples. Cela peut être :

– une mauvaise latéralisation ;

– un traumatisme de naissance ;

– une mémoire de stress intense dans la petite enfance par rapport à une séparation (une hospitalisation, par exemple) ;

– des parents peu disponibles.

Hélia ne peut pas communiquer simplement, elle vit intensément des émotions d'exclusion et de rejet, pour elle « personne ne l'aime ». Elle se vit comme non « aimable », « pas valable ». Elle est dans la terreur de faire « faux ». L'erreur n'est pas possible dans sa façon de voir, car on l'aimerait encore moins. Elle est très réservée en classe et invivable chez ses parents. Son corps est tendu. Sa seule question est :

Suis-je aimée ? Si je ne suis pas la meilleure, on ne m'aimera pas.

Durant la séance, elle exprime ce qu'elle pense :

Mes parents préfèrent ma sœur, elle travaille mieux que moi en classe.

La séance porte sur le traumatisme de naissance (Adaptogenèse avant/arrière) ; les émotions propres à ce déséquilibre sont : « Sentiment d'incomplétude et arrachement » au lieu de « Sentiment de complétude ». Dans cette procédure, nous vérifions par test musculaire les stades de la naissance : pour Hélia, c'est le dernier stade de l'accouchement qui a été très stressant. La maman confirme que Hélia a été tirée par les forceps. De plus, sa naissance a été provoquée pour convenance personnelle. Ce n'est pas elle, en tant que bébé prêt à découvrir le monde qui a engagé le processus de naissance, mais une injection.

Après la séance, Hélia a râlé intensément pendant deux jours, puis s'est calmée. Cet équilibrage a libéré la charge émotionnelle du traumatisme avec des émotions spécifiques et un stress postural lié à la sortie du bébé avec forceps : nous avons rééquilibré l'ensemble corps en suivant le protocole précis et les lois de l'énergétique.

Nous avons aussi effectué les équilibrages pour la latéralisation. Elle est maintenant latéralisée, ce qui lui permet d'avoir plus de recul sur les situations, de mieux travailler en classe.

Hélia se sent plus entendue chez elle. Ce qui a changé, c'est qu'elle n'est plus en stress intense, ni physiquement ni émotionnellement. Elle s'est détendue et ne vit plus les choses de la même manière. Elle s'en veut moins lorsqu'elle fait une erreur, elle commence à s'apprécier et donc ne projette plus son manque d'amour d'elle-même sur ses parents.

Auparavant, ses parents auraient pu lui donner dix mille fois plus de signes d'attention, elle n'en aurait pas moins été en manque d'amour. Hélia souffrait d'un manque de contact avec elle-même ; dans le sentiment d'incomplétude, nous ne savons pas ce qui nous manque, mais nous sommes perpétuellement en quête d'attention, d'amour, de reconnaissance. Nous attendons que l'autre (mère, père, conjoint…) comble ce manque ; or, toutes les preuves d'amour, d'attention extérieures ne combleront pas ce vide ! Seule la résolution du traumatisme enclenchera une autre attitude interne et donc externe.

Ce que nous vivons à l'extérieur n'est que le reflet de ce que nous vivons en nous-mêmes.

Par exemple, les personnes qui viennent me voir parce qu'elles souffrent de leurs attitudes intransigeantes envers leur enfant ont souvent, à leur propre égard, une grande sévérité. Elles vivent souvent au quotidien l'intolérance vis-à-vis d'elles-mêmes. Elles se font subir les pires jugements et ne s'autorisent pas l'erreur.

Pour les libérer de leurs attitudes autoritaires, nous pouvons émettre l'hypothèse que nous nous dirigerons vers :

- l'autorisation de faire des erreurs ;
- la conscience de leur inquiétude pour leurs proches (souvent cet accès d'autoritarisme est déclenché par une inquiétude pour l'être cher) ;

– le lien avec leur propre parcours de vie (par exemple, si nous avons souffert du manque financier et que nous voulons éviter cela à nos enfants, nous serons intraitables pour qu'ils réussissent).

Dans cette notion d'interaction et d'interrelation, les causes ne seront jamais les parents, les ancêtres ou bien les autres. La cause sera liée à l'événement et à la façon dont nous l'avons enregistré.

Si nous désirons un vrai changement, nous considérerons toujours en séance que le changement est à opérer en nous-mêmes.

La réparation et la reconnaissance de ce que l'on a vécu se feront en nous !

La vie intra-utérine

Nous allons aborder ici un sujet délicat : la vie intra-utérine et les conséquences qu'elle aura sur le déroulement de notre vie. Je dis délicat parce que bon nombre de parents peuvent ressentir de la culpabilité lorsque l'on aborde ce sujet.

Pas de panique : en tant que parents, nous faisons au mieux par rapport aux circonstances de vie que nous rencontrons. Nous transmettons à nos enfants les programmes d'adaptation, les plus bénéfiques comme les restrictifs ! **Seuls les stress intenses et prolongés peuvent provoquer un traumatisme.**

Les découvertes et les expériences récentes nous démontrent l'importance de cette période de la vie. La plupart de nos croyances se sont forgées dans le ventre maternel. Voici un exemple remarquable cité dans *La vie secrète de l'enfant avant sa naissance* de Thomas Verny. Il raconte que lors d'une analyse, un patient adulte affolé a décrit une pièce remplie de gens qui pointaient sur lui un regard accusateur. Plusieurs jours après, en parlant de cette situation à sa mère, ce patient eut la confirmation que cela s'était bel et bien passé, mais lors de sa vie intra-utérine. Sa mère enceinte s'était trouvée dans une pièce remplie de monde lors d'une soirée et elle avait été chahutée et humiliée parce qu'elle attendait un enfant illégitime !

Nous avons là un bel exemple de stress enregistré dans la vie intra-utérine. Le livre de Thomas Verny regorge d'histoires vécues vérifiant cette hypothèse. Ainsi, nos réactions au stress peuvent commencer très tôt dans la vie intra-utérine. Ce patient adulte a pu décrire cette scène qui représentait pour lui une source de mal-être et de stress.

Dans *La Gymnastique des neurones*, Carla Hannaford écrit :

« Les femmes enceintes, lorsqu'elles se sentent stressées, remarquent souvent une différence au niveau des mouvements intra-utérins de leur bébé par rapport aux moments où elles se sentaient paisibles et décontractées... »

Selon les recherches du Dr Sabbah, il existe toujours un projet à la conception d'un enfant, qu'il soit conscient ou inconscient, et, toute sa vie, il exprimera ce sens dans **sa biologie**. Le projet va se construire dès que les parents projettent consciemment ou inconsciemment la venue d'un enfant et jusqu'à un an après sa naissance. Les événements durant la gestation et l'accouchement auront aussi un impact, ainsi que les vécus et les ressentis du clan familial.

En fait, l'enfant va exprimer dans sa biologie, dans son comportement, dans son corps, dans ses difficultés, le ou les conflits présents dans l'inconscient du clan familial auquel il appartient.

La prise de conscience de ce qui s'est passé pendant cette période permet de réaliser que nos problématiques actuelles ont souvent pris « naissance » pendant le développement de la vie in utero.

La naissance

Nous en avons déjà parlé, les bébés sont extrêmement sensibles aux émotions de ceux qui prennent soin d'eux, de ceux qui les entourent. Cependant, nous ne nous souvenons pas des traumatismes de la période prénatale ou de la petite enfance. Cela est dû au développement de notre structure qui est encore immature tandis que nous sommes déjà capables de stocker des souvenirs inconscients. Un traumatisme précoce pourra perturber les fonctions mentales et comportementales d'un adulte par des mécanismes inaccessibles à la conscience.

Les fonctions mentales, comportementales, physiques peuvent être perturbées par un mécanisme inaccessible au conscient. C'est pourquoi, si nous interrogeons « le corps », il apparaît parfois une version différente de celle que nous avons perçue. C'est là tout l'intérêt de vérifier avec le test musculaire. En effet, la personne peut parler d'une chose en disant que cela ne la « touche pas » alors que son muscle va lâcher, indiquant la présence d'un stress inconscient. Lorsque les personnes parlent de leur naissance et de ce qu'on leur a raconté, elles n'ont pas l'impression qu'il y a des zones de traumatisme, d'où l'importance, pour déceler, décoder, ré-informer et faire les liens, des techniques éducatives dont font partie les différents courants de Kinésiologies.

« Rien n'influence plus un individu que son environnement psychologique et particulièrement, dans le cas des enfants, la vie que leurs parents auraient souhaité avoir. » Carl Gustav Jung

▸ Une séance sur le thème « déprimé(e) depuis toujours »

Je reçois Pat, une jeune femme de 35 ans. Elle me dit qu'elle déprime depuis toujours, que cela ne s'arrange pas, que seul le travail la maintient en vie et qu'en plus, en ce moment, le contexte est conflictuel dans sa boîte et que ce n'est pas top ! Elle a souvent pensé à la mort, me dit-elle.

Lors des deux premières séances, nous avons relancé l'envie, le goût, il y avait du mieux mais, comme elle dit, ce n'est pas encore « le top ».

Ce qu'elle voulait, c'était sortir de l'état où elle baignait depuis l'enfance.

À la troisième rencontre, toujours en définissant la priorité par le test musculaire, nous tombons sur « Traumatisme de naissance ». C'est un équilibrage qui a été mis au point par Francis Vieules dans son programme d'amélioration posturale qu'il intitule Adaptogenèse avant/arrière.

Cet équilibrage consiste à nettoyer les stress propres au processus de naissance : douleur, asphyxie, depuis les premières contractions jusqu'à l'expulsion.

Je demande à Pat :

Savez-vous comment s'est déroulée votre naissance ?

Pat :

Ma mère ne m'a rien dit de particulier, sinon que cela avait été assez rapide.

Les tests montrent que, lors de la venue au monde de Pat, il y avait plusieurs étapes de la naissance en stress ; la priorité reste sur le dernier stade : la sortie du bébé.

Je procède alors à l'équilibrage.

Par expérience, j'informe Pat qu'elle pourrait ressentir quelques douleurs inattendues le lendemain suite à cette séance.

Le lendemain soir, je reçois un coup de fil de Pat, elle a très mal aux yeux, elle a du mal à les tenir ouverts, elle a l'impression d'avoir du sable plein les yeux.

Je lui conseille de téléphoner à sa mère pour lui demander ce qui s'est passé lors de sa naissance. Sa mère lui affirme que sa naissance s'est très bien passée. Pat informe sa mère de sa douleur intense aux yeux et raccroche. Quelques heures plus tard, sa mère la rappelle et lui dit :

Je me souviens, tu es née avec les cils retournés vers l'intérieur des yeux !

Pat ne fait pas le lien conscient avec le mal qui la tenaille, mais quelques heures après, tout avait complètement disparu ! Le corps intelligent avait fait les liens ! À partir de cette séance, la vie de Pat a changé, tout lui paraissait possible, la tristesse l'avait quittée.

La mère de Pat avait vécu un accouchement assez facile, l'épisode des cils retournés avait été totalement anecdotique pour elle ; cependant, la souffrance enregistrée dans la mémoire inconsciente du bébé perturbait l'équilibre de vie de Pat depuis toujours.

Ce traumatisme de naissance a été libéré pendant la séance. Lorsque le bébé est expulsé, idéalement, il vit un sentiment de libération ; ce sentiment n'a pas pu être ancré par Pat au moment de sa naissance à cause de la douleur fulgurante de ses yeux.

Elle vivait depuis toujours un sentiment d'anxiété, de dépression, de culpabilité. La libération de la séance lui permet de réactualiser ce moment de vie et de vivre maintenant le sentiment de sécurité, d'être libérée ; le désir de vivre est décuplé.

Voilà pourquoi je parle de mémoires cachées dans le corps, car ni la mère ni l'enfant ne pouvaient se souvenir de cet événement.

▸ Une séance sur le thème de l'« énurésie »

Je reçois Nicos, il a 13 ans, c'est un grand garçon d'un mètre soixante-dix. Sa maman l'amène parce qu'il souffre d'énurésie.

Nicos me dit aussi que depuis trois ans, il a perdu accidentellement un diabolo et que son oreille suinte constamment et même qu'elle sent très mauvais, c'est dérangeant pour lui, en classe, on le lui fait remarquer.

Cependant la priorité pour lui et sa maman, c'est le « pipi au lit ». Lors de cette première séance, je constate que les muscles suivants sont faibles : carré des lombes, tenseur du fascia lata, psoas, pectiné, grand dorsal à droite. Le test m'indique qu'il faut faire un premier équilibrage en utilisant la technique du Touch For Health. Un second protocole s'avère nécessaire : le rééquilibrage de la trompe d'Eustache, issu de l'Adaptogenèse haut/bas. La trompe d'Eustache est un conduit étroit qui relie l'oreille moyenne et le rhinopharynx (la partie de la gorge qui se situe au-dessus du voile du palais, à l'arrière du nez).

L'émotion est « Peur d'exister dans le regard de l'autre ». Dans ce protocole précis, nous évaluons la charge émotionnelle négative sur « Ce que l'on a entendu et que l'on aurait aimé ne pas entendre et sur ce que l'on n'a pas entendu et que l'on aurait voulu entendre ». Nous continuons ensuite le protocole lié à la dimension haut/bas dans lequel nous effectuons des équilibrages énergétiques.

Lorsque je revois Nicos pour la deuxième fois, quatre semaines plus tard, il me dit :

Je fais toujours pipi, par contre je n'ai plus rien à l'oreille !

À la troisième séance, il y avait de l'amélioration, certes, mais pas un résultat total. En interrogeant le corps, je trouve quelque chose sur la ligne des générations en lien avec la mère.

Comme elle était présente, je lui demande :

Comment s'est déroulée votre grossesse pour Nicos ?

Elle répond :

Ma foi, bien.

– Et votre accouchement ?

– Très facile, très rapide.

Lorsque j'interroge avec le test musculaire, le corps de Nicos montre des émotions en lien avec un deuil.

La maman me dit qu'il n'y a pas eu de deuil dans la famille depuis que Nicos est né.

Et avant ?

Elle cherche et dit :

Il y a bien le décès de mon père, mais cela remonte à au moins deux ans avant ma grossesse.

Je continue l'équilibrage avec Nicos, puis, toujours après avoir vérifié par test, je demande à la maman de bien vouloir recevoir elle-même, un équilibrage, elle accepte.

Nous tombons immédiatement sur « Processus de deuil », ce qui signifie que les étapes du deuil n'ont pas été accomplies naturellement pour un deuil datant de plus d'un an. J'utilise une technique de libération de deuil du protocole avant/arrière en Adaptogenèse.

Lors des premières années de la perte d'un être cher, il est normal d'être affecté et de vivre des moments de déni, de révolte, de déprime, de perte du goût de la vie ; c'est l'accomplissement du processus de deuil qui est ainsi. Au-delà d'un ou deux ans, la personne doit avoir accepté la perte de l'être cher.

Or, pour la maman de Nicos, depuis seize ans, le processus était bloqué. Elle vivait dans un chagrin intérieur et notamment pendant sa grossesse :

> *J'ai été très malheureuse que mon père ne puisse jamais connaître mon enfant.*

Les souvenirs lui reviennent, elle dit alors :

> *C'est vrai que j'étais sans envie, le goût à rien, le chagrin ne me quittait pas. Mon père était très important pour moi, avec lui je me sentais en sécurité.*

Nous avons libéré ces blocages : son père représentait la sécurité affective et matérielle ; en le perdant, elle n'avait plus d'endroit sécurisé. On peut émettre l'hypothèse suivante : elle s'est sentie insécurisée (rein-vessie), elle avait perdu son territoire sécurisant et affectif. Dans une vision biologique, la notion de perte de territoire sécurisant s'exprime souvent par des déséquilibres rein-vessie. La mère n'ayant pas fait le deuil de son père, elle portait durant la grossesse le chagrin et l'insécurité de cette perte qui s'est transmise à son enfant.

Suite à la séance faite avec sa mère, Nicos ne fait plus du tout pipi au lit !

Nous voyons ici de nouveau un exemple de ces mémoires enfouies dans le corps et de la manière dont elles peuvent perturber notre équilibre quotidien. Dans ce cas précis, il s'agit d'une mémoire transgénérationnelle, donc, par définition, totalement cachée à la personne qui la transporte !

▸ Une séance sur le thème « fusion tyrannique et rejet du papa »

Lona a quatre ans et demi et elle vit en « fusion tyrannique » avec sa maman (ce sont les termes de la maman). Elle refuse tout câlin à son papa. La fusion tyrannique, c'est interdire à sa maman tout déplacement sans elle.

Sa manière d'interdire, ce sont les pleurs, les cris, la maladie. Sa première année d'école a été très difficile et cela continue à poser des problèmes au niveau de ses camarades de classe, qu'elle rejette. En dehors de sa maman, seule la maîtresse compte.

Je pose à la maman les questions de base sur la grossesse et l'accouchement. Pour la maman, l'accouchement et la grossesse se sont très bien passés ; elle était heureuse d'attendre son second enfant.

Cependant, après avoir testé, je dis à la maman que c'est avec elle que je vais faire la séance et non avec Lona. Non pas parce que celle-ci est trop petite, mais parce que c'est la maman qui est concernée.

Nous tombons sur un deuil dysfonctionnel lié à l'abandon de son travail et à un déménagement. En fait, que s'est-il passé ?

La maman a quitté son emploi et sa région pour suivre son mari, puis elle s'est trouvée enceinte. Pour suivre son mari, elle a démissionné à contrecœur d'un emploi de cadre où elle « s'éclatait » et, en plus, elle a laissé ses parents, ses amis. C'est pourquoi nous sommes sur un processus de deuil. Son émotion associée est « Colère refoulée » envers son mari. Elle dit :

> *Je ne lui ai pas pardonné de n'avoir pensé qu'à lui et à sa carrière, et pas à la mienne. Il a pris cette décision sans me consulter.*

L'objectif de la maman pour cette séance est donc :

> « *Je lâche le passé pour faire place à un changement bénéfique.* »

Lorsqu'elle prononce cet objectif, le muscle n'est pas tonique. Le but sera d'équilibrer le corps afin que cet objectif devienne possible et que les stress enregistrés ne soient plus un frein. Nous effectuons tous les équilibrages en stimulant certains points précis. Nous retestons ensuite l'énoncé de l'objectif : le muscle teste fort !

Après cette session, Lona a fait des câlins à son papa ! Je l'ai revue quatre semaines après pour la crainte du changement et de l'imprévu afin que cette fusion « tyrannique » disparaisse complètement.

Dans ce cas nous voyons que :

- en débloquant l'état émotionnel de la maman, nous libérons la petite fille de l'attitude qu'elle avait à l'égard du papa ;
- l'état émotionnel de la mère, même s'il est antérieur à la conception, est toujours présent dans son biocomputer, puisqu'elle l'a refoulé ; nous constatons qu'une fois la maman libérée de la colère, la fille cesse de l'exprimer.

Engendrer du positif avec l'approche Kinésiologique

Faire des choix, ancrer un objectif positif en début de séance, tout cela fait partie de notre capacité à tendre vers un but positif dans notre vie.

Sans cette détermination, les programmes par défaut que nous portons s'expriment en toute liberté !

Lorsque nous empruntons un chemin dans la campagne, nous laissons une trace à force d'y passer, l'herbe se couche et va jusqu'à ne plus repousser. Dans notre fonctionnement, nous l'avons vu, nous prenons des chemins répétitifs sans y penser. On peut dire que ces chemins sont tracés en nous. À la moindre alerte, nous les prenons « naturellement ». Ce sont nos schémas, ils sont issus de nos peurs, de nos traumatismes, de notre éducation et de nos ancêtres. Comme ce naturel est inconscient, nous prenons le chemin automatiquement sans nous en rendre compte ; dès lors, le même schéma peut nous sauver ou nous enfermer.

Lorsque nous choisissons consciemment un autre chemin, nous donnons de moins en moins accès à l'automatisme issu du passé, et l'herbe repousse, peu à peu, d'autres chemins s'ouvrent, plus diversifiés. Nous avons acquis la capacité de recul !

Un des atouts majeurs de l'approche kinésiologique est de libérer le passé, certes, mais aussi de poser des objectifs positifs et clairs pour notre futur. Nous ne sommes plus en train de positiver en surface pendant qu'au fond nous restons pessimistes et insécurisés. Les objectifs après une séance sont puissamment ancrés en nous lorsque le poids du passé et les automatismes inconscients sont levés.

L'expérience douloureuse est assimilée et digérée, elle nous a enfin nourris positivement. La charge est partie en nous laissant plus riches et plus stables.

Lorsque nous sommes touchés ou affectés, la réaction première est de bloquer un espace de vie en disant : « On ne m'y reprendra plus ! » Dans ce cas, l'expérience reste une zone inconfortable qui peut amener des attitudes de méfiance, de colère, de manque d'estime de soi... Mais elle ne nous construit pas sereinement en nous rendant plus éveillés, plus attentifs, plus pertinents dans notre écoute, plus intuitifs tout en nous respectant dans nos vulnérabilités, nos défauts et nos qualités.

L'intérêt des séances est d'amener à l'assimilation et à la digestion de l'expérience (aussi douloureuse soit-elle) pour avancer sereinement vers le futur.

▸ L'histoire de la mémoire de l'eau

Masaru Emoto* est un chercheur japonais passionné par l'eau. Sa découverte ?

Il a eu l'intuition de photographier des cristaux de glace formés à partir d'eau de différentes provenances. Il s'aperçoit que la perfection des formes obtenues varie en fonction de la pollution de l'eau utilisée.

Dans ses parutions, Masaru Emoto montre des photos pour illustrer ses propos. Elles sont tout à fait étonnantes, elles démontrent combien l'eau est sensible à son environnement et surtout comment elle peut « enregistrer » des informations. Par exemple, l'eau de source de montagne a dévoilé dans sa structure cristalline de beaux modèles géométriques. Par contre, l'eau polluée des zones industrielles ultra-peuplées s'est cristallisée en glaçons déformés, aléatoires et disharmonieux. Ces travaux confirment que l'eau réagit donc à toutes les informations, positivement ou négativement. C'est pourquoi Emoto sous-titre son ouvrage : Le message de l'eau nous invite à regarder en nous. Emoto est allé encore plus loin, car il met en évidence que tout est énergie. Les paroles, les mots, les sentiments, et même les pensées, influencent l'eau.

---

* Voir glossaire.

Voici l'une de ses étonnantes expériences : il fait cuire du riz, il le répartit dans deux pots, sur l'un il écrit le mot « Merci », sur l'autre le mot « Idiot ». Après plusieurs semaines, il regarde le résultat : dans le premier pot, le riz est intact, légèrement fermenté ; dans l'autre, où il a apposé le mot « Idiot », le riz est pourri. Des centaines de personnes ont renouvelé chez eux cette expérience et ont constaté le même résultat. Le phénomène est concluant, la simple vibration d'un mot contribue à modifier la caractéristique de l'eau.

Je fais un lien entre l'estime de soi, le respect de soi et la sensibilité de l'eau. Ainsi, si nous ne nous estimons pas, si nous parlons de nous en nous traitant de nuls, de cloches, si nous pensons de nous que nous ne valons rien, que ce que nous faisons est sans valeur, nous sommes pollués par nos propres réflexions. Avec les recherches d'Emoto, cela prend du sens, car nous sommes composés à 80 % d'eau qui se modifie en fonction de ce que nous faisons, de ce que nous disons et des pensées que nous émettons.

La conclusion est simple, puisque nous sommes constitués à plus de 80 % d'eau, nous sommes sensibles aux rayonnements électromagnétiques, à la musique, à l'énergie des mots, des formes et des pensées !

J'ai choisi de citer les expériences très intéressantes de Masaru Emoto, car il me semble que l'approche kinésiologique doit avoir pour objectif premier d'aider l'individu à vivre mieux en comprenant à quel point sa relation avec lui-même est importante : pour sa propre vie mais aussi pour les gens et la nature qui l'entourent.

Maintenir son équilibre grâce à quelques exercices

Quelques exercices simples d'autorégulation

Dans cette partie, je vous propose quelques exercices simples d'autorégulation, afin de mieux gérer votre stress, pour stimuler votre énergie, pour vous préparer à un événement important. Vous pouvez effectuer ces exercices chez vous, au bureau, pour vous relaxer, vous centrer, vous préparer à une activité particulière, etc.

Ces exercices sont tirés du Touch For Health et du Brain Gym

Amusez-vous à les effectuer et ne cherchez pas à les faire pratiquer !

▸ Les quatre étapes de préparation

– Première étape

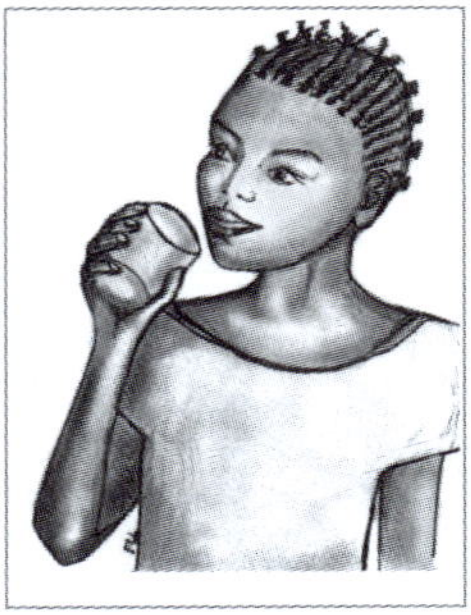

Boire de l'eau
Buvez un verre d'eau claire

Et ceci, avant tous les auto-équilibrages proposés.

L'eau est le constituant principal de notre organisme. Notre cerveau en contient 75 % environ.

L'eau permet d'hydrater les cellules, de « laver » intérieurement le corps et de véhiculer des énergies électromagnétiques. En plus de nettoyer notre organisme, l'eau permet aux informations de circuler dans notre corps.

Les phénomènes chimiques et électriques du corps dépendent de la bonne conduction des courants électriques qui transmettent les messages aux organes sensoriels. L'eau, en tant que récepteur/émetteur d'informations, possède des propriétés particulières qui peuvent avoir une influence sur la qualité de notre vie. Des chercheurs comme Jacques Benveniste*, Masaru Emoto* ont fait des expériences très révélatrices sur les mémoires de l'eau.

Toute nourriture ou boisson autre que l'eau est traitée par le corps comme aliment. L'eau pure est traitée comme un nutriment et va participer à l'hydratation. Il vaut mieux boire de l'eau pure et l'absorber à température ambiante.

Pour une séance efficace, comme pour les exercices que vous allez faire, votre corps doit être bien hydraté.

– Deuxième étape

Posez-vous quelques questions sur vous-même.

Par exemple :

- *Que voulez-vous aujourd'hui ?*
- *Que devez-vous faire d'important bientôt ?*
- *Quelles sont les difficultés que vous rencontrez aujourd'hui ?*
- *Quelles émotions vivez-vous actuellement ? Chagrin, exaltation, culpabilité, colère ?*

Ressentez votre état physique :

- *Avez-vous des tensions ? Des douleurs ?*
- *Votre posture est-elle droite ? Prenez conscience de vos épaules, de vos hanches.*

---

* Voir glossaire.

– *Vos pieds appuient-ils tous deux de la même façon au sol ?*

Ressentez votre état émotionnel :

– *Avez-vous des colères, de la culpabilité, du chagrin ?*

– *Un je-ne-sais-quoi d'embarras ?*

Ressentez votre état mental :

– *Avez-vous sans cesse des pensées parasites ?*

– *Avez-vous toujours en tête ce que vous n'avez pas fait et qui aurait dû être fait ?*

– *Avez-vous du souci constant pour tout ou pour quelque chose ou quelqu'un en particulier ?*

– *Êtes-vous toujours en train de peser le pour et le contre ?*

– Troisième étape

Choisissez dans le tableau ci-dessous ce qui vous semble approprié à ce que vous vivez.

Pratiquez les auto-équilibrages proposés. Vous trouverez le détail de chaque exercice plus loin.

Les auto-équilibrages

Signes apparents	Besoins	Auto-équilibrage conseillé
Manque de temps Stress Fatigue	Se ressourcer	Respiration Contacts croisés
Inhibition Communication difficile	Passer à l'action Exprimer	Contacts croisés Mouvement croisé 8 couché
Fatigue physique Fatigue mentale	Retrouver de l'énergie	Brossage des méridiens Fontaine
Dispersion Manque de priorisation	Recentrage et présence	Massage de point Contacts croisés
Fatigue visuelle	Libérations des stress visuels	8 couché
Émotions Contrariétés Gestion des émotions	Équilibre Tranquillité	Équilibrage par les Sons ou Équilibrage par les Couleurs
Douleurs, tensions Courbatures	Détente	Massage de points neuro-lymphatiques
Choc émotionnels ou physiques	Libération du choc	Libération de stress émotionnel

– Quatrième étape

Après ces exercices, constatez la différence :

– Qu'est-ce qui a changé ? Qu'est-ce qui va mieux ?

Ressentez votre nouvel état physique :

– Où en sont vos tensions ? Vos douleurs ?

– Votre posture : vos pieds appuient-ils tous deux de la même façon au sol ?

Ressentez votre état émotionnel :

– Où en êtes-vous de vos chagrins, colère, excitation ?

– Où en êtes-vous de votre vague à l'âme ?

N'oubliez pas : **en faisant un constat avant/après, vous êtes sur le principe éducatif, vous potentialisez tout exercice pratiqué !**

Vous n'avez pas oublié, j'espère, que le corps retient aussi le positif !

Exercice 1
Les Points du Cerveau

Cet exercice est issu du Brain Gym. La stimulation de ces points d'acupuncture aide les yeux à croiser la ligne médiane. Il améliore de ce fait les activités impliquant la lecture et l'écriture, il soulage le stress visuel, en particulier celui généré par les écrans (télé, ordinateurs, jeux vidéo). Cet exercice favorise l'élimination des « inversions », la stabilité de la posture pendant la lecture.

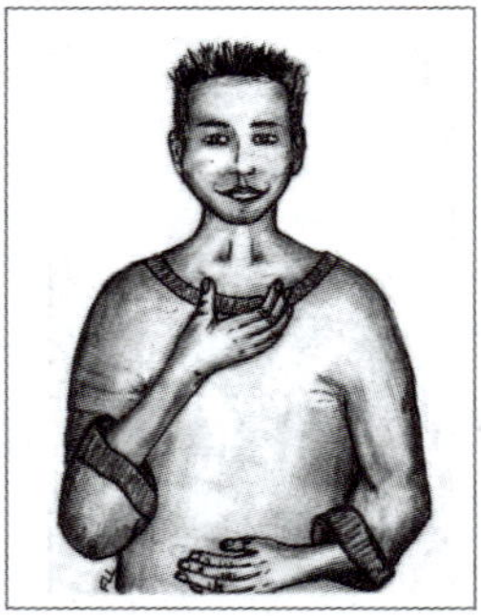

Mettez une main sur le nombril.
Avec l'autre main, stimulez les points situés juste sous les clavicules et contre le sternum (là où vous sentez un espace creux entre les côtes).
Stimulez pendant trente secondes environ puis inversez les mains.
Cet exercice peut s'effectuer en suivant une ligne horizontale de droite à gauche avec les yeux.

▸ Exercice 2
Le Mouvement croisé ou Cross Crawl

Le Mouvement croisé est un exercice de Brain Gym nécessaire au démarrage d'une action, il permet de « mettre le contact ».

Pratiquez les mouvements croisés suivants :

Touchez avec votre main droite le genou gauche puis avec votre main gauche le genou droit.

Pratiquez vite, très lentement, en musique, yeux ouverts, yeux fermés...

Autres variantes :

Faites le même exercice avec coude et genou opposé.

Passez une main derrière le corps pour toucher le pied opposé.

Sur le côté en étendant bras et jambes opposés, le corps formant un X...

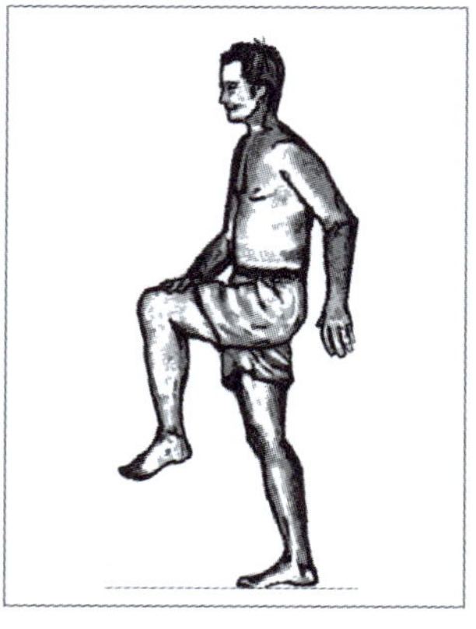

Mouvement croisé

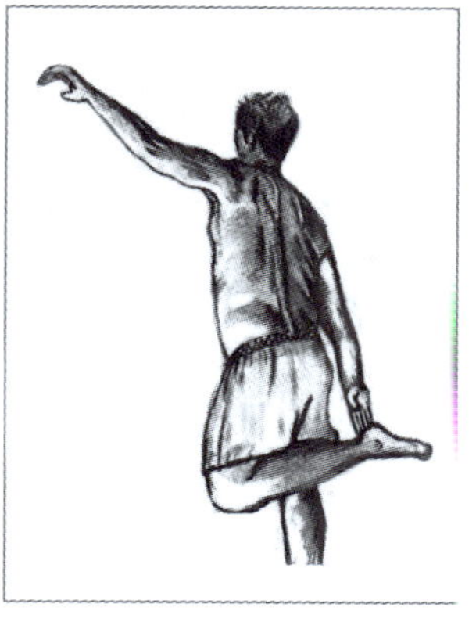

Mouvement croisé arrière

Exercice 3
Le 8 couché

Le 8 couché est un exercice de Brain Gym. Il aide les yeux à croiser la ligne médiane et, par conséquent, améliore la capacité à lire et écrire. Il libère du stress ou de la fatigue oculaire. Il permet de développer une bonne coordination motrice fine, l'installation de structures pour la coordination œil-main et main-œil. Dans les aptitudes scolaires, il installe le rythme et la fluidité nécessaires à une bonne coordination œil-main, améliore la communication écrite et orale.

Sur un tableau ou dans l'espace :

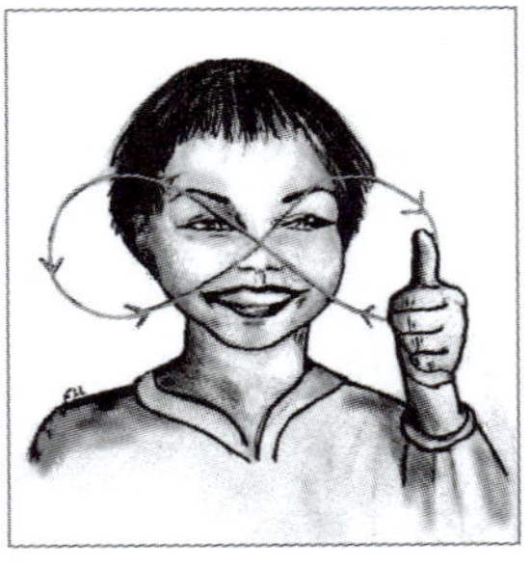

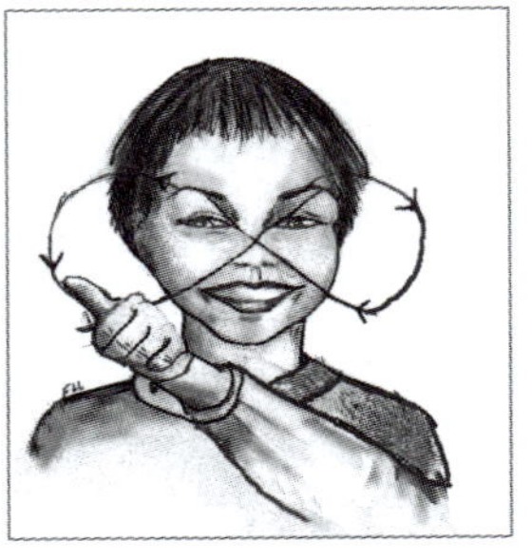

Tracez des 8 couchés en débutant par le centre du 8 et en remontant.
Seuls les yeux suivent le mouvement de la main.
Tracez le 8 :
– avec une main ;
– avec l'autre main ;
– avec les deux mains en même temps.

▸ Exercice 4 Libération de stress émotionnel dans le présent

Cet exercice est issu du Touch For Health. C'est une aide efficace pour le traitement du stress et des tensions liés à des souvenirs, des personnes, des lieux, des événements ou des activités spécifiques. Il libère l'inhibition du réflexe qui consiste à agir sans réfléchir en situation de stress. Il désamorce le stress, installe une orientation positive, augmente l'attention, aide au moment des examens, améliore l'estime de soi.

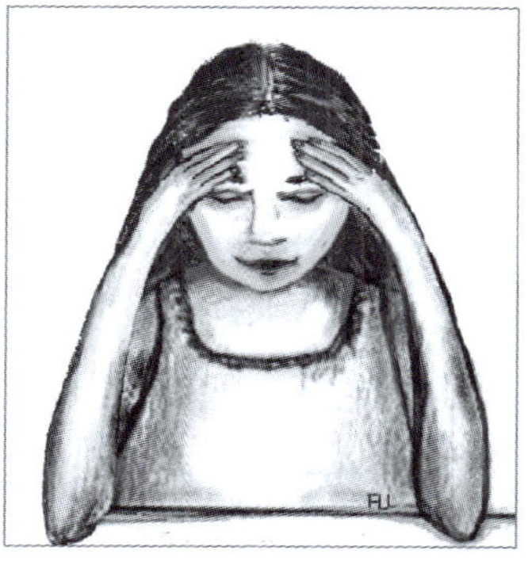

Tenez les éminences frontales pendant toute la procédure
1. Identifiez le stress présent.
2. Identifiez une émotion : que vivez-vous ?
3. Visualisation de votre situation de stress :
1er film : visualisez et racontez-vous à voix haute ce que vous avez vécu.
Puis ce film est rembobiné et jeté symboliquement.
2e film : sans parler, repassez le 1er film en accéléré dans votre esprit, rembobinez et jetez symboliquement.
3e film : recommencez comme pour le premier film,
mais en racontant avec le maximum de détails.
4e. Trouvez un point positif dans cette situation de stress
et pensez-y le temps que vous estimez nécessaire.

▸ Exercice 5
Le Brossage des Méridiens

Le brossage consiste à parcourir l'ensemble des trajets des méridiens pour activer et faire circuler les énergies. C'est une technique issue du Touch For Health.

Nous avons vu que les méridiens suivent un trajet sur le corps. Pour brosser les méridiens, nous allons effectuer ce trajet avec nos mains plusieurs fois.

Cet exercice active notre énergie, il est à pratiquer le matin, pour être au mieux de sa forme et avoir du tonus.

– *Placez les mains à plat sous les yeux ; faites glisser vos mains sur le menton, le cou, le tronc, les jambes jusqu'aux orteils.*

– *Faites ensuite glisser vos mains en remontant jusqu'aux pectoraux (passez sur le devant de la jambe, puis le torse).*

– *Dépliez votre bras gauche, paume de la main vers le haut, et, avec la main droite (qui est à plat sur les pectoraux), descendez en suivant l'intérieur du bras gauche jusqu'au bout des doigts.*

– *Puis, depuis le bout des doigts, remontez le long du bras sur l'extérieur jusqu'à la joue (main sur la joue et la tempe).*

– *Faites la même chose avec la main gauche et le bras droit.*

– *Main droite et main gauche sur le front, glissez vers l'arrière de la tête jusqu'à la nuque, posez vos mains sur les reins et faites-les glisser sur la face externe des jambes jusqu'au petit doigt de pied.*

– *Posez vos mains à l'intérieur du pied près de la voûte plantaire et glissez vos mains sur la face interne de la jambe puis continuez sur le ventre de chaque côté du nombril et terminez au niveau des clavicules.*

– *Recommencez trois fois.*

Voir le tableau Schéma des méridiens.

▸ Exercice 6
Petite technique contre la douleur

En cas de douleur aiguë (exemple : les doigts coincés dans une porte), situez le méridien où se trouve la douleur.

Avec votre main, parcourez trois fois le méridien dans un sens et trois fois en sens inverse.

Voir le tableau Schéma des méridiens.

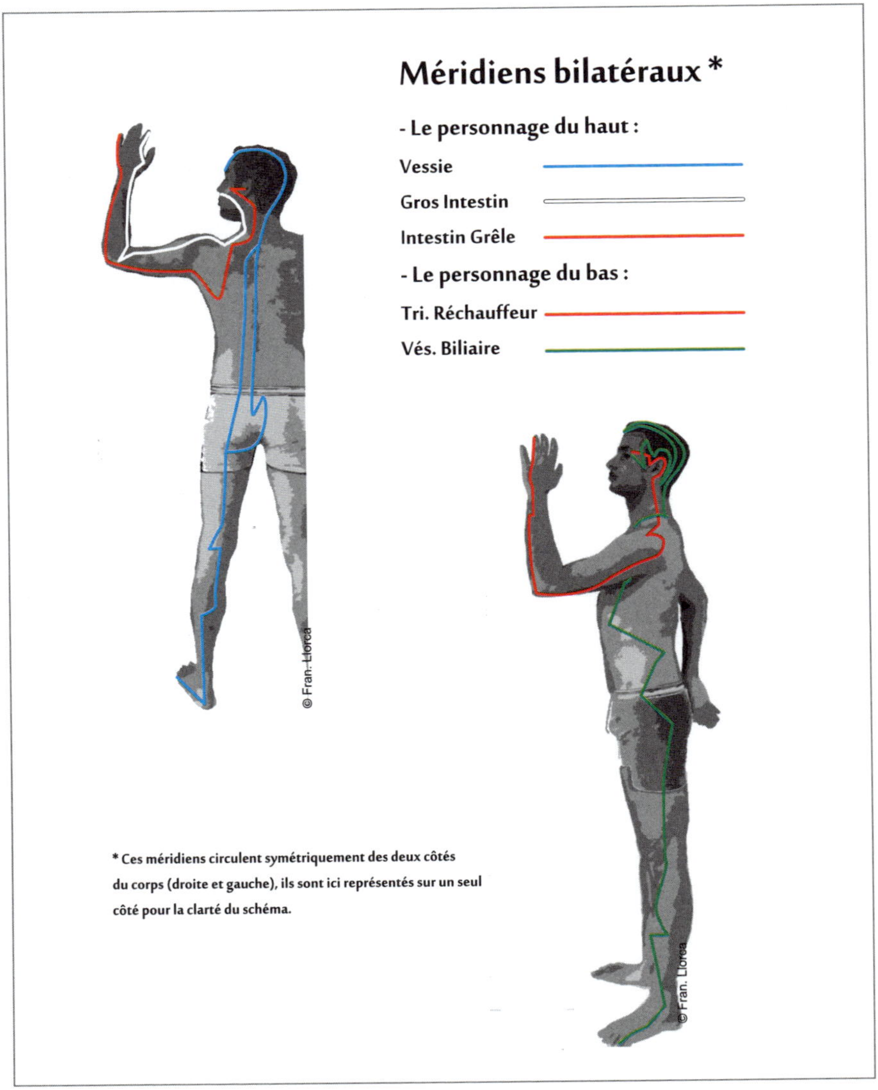

Schéma des Méridiens

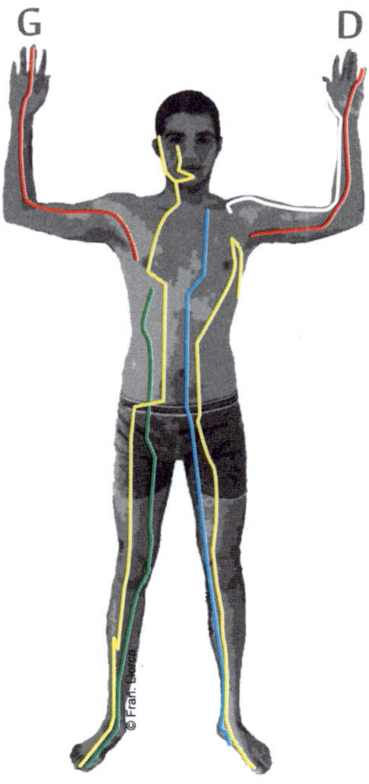

Méridiens bilatéraux *

- sur la gauche du personnage :

Foie

Estomac

Maître Coeur

- sur la droite du personnage :

Cœur

Poumon

Rate - Pancréas

Rein

* Ces méridiens circulent symétriquement des deux côtés du corps (droite et gauche), ils sont ici représentés sur un seul côté pour la clarté du schéma.

Les Deux Merveilleux Vaisseaux

Vaisseau Conception
(sur la ligne médiane de la face antérieure)

Vaisseau Gouverneur
(sur la ligne médiane de la face postérieure)

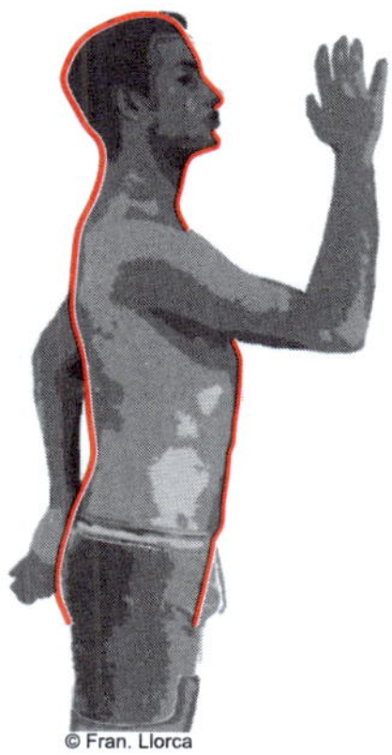

Schéma des Méridiens

Exercice 7 et 8

Ces deux exercices sont dédiés aux matins de méforme, lorsque vous vous levez et que vous constatez que vous n'avez pas la pêche :

– l'Activation des Points des Deux Merveilleux.

– la Fontaine.

Évaluez votre état physique : sautez une ou deux fois, mesurez votre énergie, votre moral, puis faites les mouvements.

▸ Exercice 7 Les Points des Deux Merveilleux

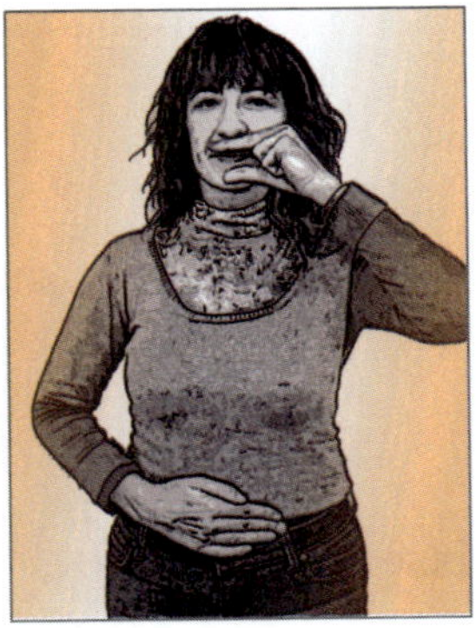

Activation de l'énergie
Comme sur le dessin, frottez activement le dessus et le dessous des lèvres en plaçant l'autre main sur le nombril. Inversez les mains.

Vous stimulez les points d'arrivée de l'énergie d'un vaisseau merveilleux appelé « vaisseau Conception » et d'un autre appelé « vaisseau Gouverneur ».

Exercice 8
La Fontaine

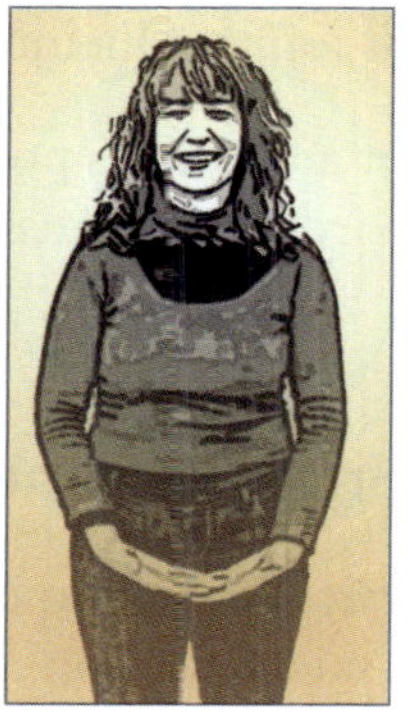

Debout, les pieds légèrement écartés :

1. Vos deux mains jointes en coupe, imaginez que vous recueillez de l'eau dans un bassin placé devant vous.

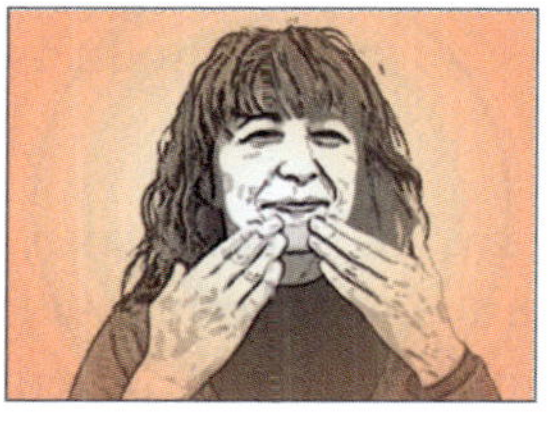

2. Comme si vous vouliez boire cette eau, remontez vos mains jusqu'au menton.

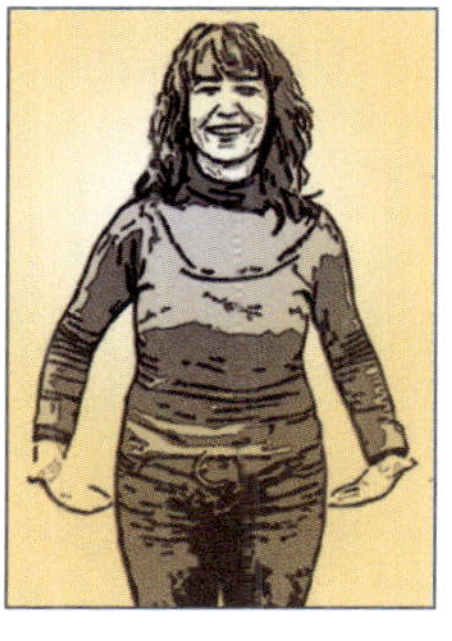

3. Redescendez les bras en faisant un cercle.
4. Refaites plusieurs fois le mouvement complet.

Vous stimulez ainsi l'activation du merveilleux vaisseau Conception.

Après ces deux exercices, faites à nouveau un point sur vous-même :

Sautez une à deux fois à pieds joints. Quelque chose a-t-il changé ?

En faisant un constat avant et après, vous potentialisez tout exercice pratiqué. N'oubliez pas que le corps retient aussi le positif !

Exercice 9 et 10
Équilibrage par les cinq éléments

Vous le savez maintenant, chacun des cinq éléments est en relation avec une couleur, une saveur, une saison, un son...

L'aversion pour une couleur ou un goût immodéré pour une autre dénote un déséquilibre, soit un manque soit un excès, dans l'un des cinq éléments (voir le chapitre La théorie des cinq éléments). Les couleurs, tout comme les sons, les odeurs, les saveurs, nourrissent le corps, le stimulent, l'irritent ou l'apaisent.

Écoutez vos envies de couleur, vos envies de sucré, de salé, vos écœurements, les sons qui sollicitent agréablement votre oreille et ceux qui les irritent et faites une lecture en suivant le concept de l'énergétique chinoise.

Que disent vos envies, vos « J'aime pas ! » par rapport aux cinq éléments ?

▸ Exercice 9
Équilibrage par les sons

Dans cet équilibrage, c'est la correspondance entre un élément et un son que nous allons utiliser.

Ainsi, dans le concept de l'énergétique chinoise, les relations éléments/sons s'expriment ainsi :

Feu — le son du rire

Terre — le son du chant

Métal — le son du sanglot

Eau — le son du gémissement

Bois — le son du cri

Voici le tableau de correspondance entre les sons et les émotions :

Tableau sons et émotions

RIRE	Exaltation, joie	Feu
CHANTER	Soucis	Terre
SANGLOTER	Tristesse	Métal
GÉMIR	Peur	Eau
CRIER	Colère	Bois

Repérez dans le tableau les émotions ou les attitudes que vous vivez.

En fonction de l'émotion que vous vivez, émettez le son correspondant. Parfois vous n'y arriverez pas, même si vous êtes seul(e) dans la pièce ou dans votre jardin : « Je ne peux pas », « Je n'y arrive pas », « C'est trop difficile pour moi... » C'est super, cela indique souvent une émotion que vous avez du mal à exprimer, ou que vous n'exprimez jamais et que vous avez appris à refouler activement.

– *Encouragez-vous à émettre ce son plusieurs fois.*

– *Écoutez ce son sortir de vous. Les sons que nous émettons souvent ou bien ceux que nous évitons de produire en disent beaucoup sur nous-mêmes.*

Par exemple, pour l'élément Bois, lié à l'émotion colère :

– *Vous ressentez une émotion de type colère.*

– *Essayez de verbaliser cette émotion en disant : « Je me sens très en colère après mon chef... »*

– *Effectuez le processus : autorisez-vous à être en colère et à l'extérioriser par le son !*

– *À nouveau, essayez de ressentir votre état émotionnel après cet exercice.*

Exercice 10
Équilibrage par les couleurs

Rien n'est anodin, soyez attentif(ve) à vous-même !

Par exemple :

– vous avez une aversion pour le vert ;

– vous avez besoin de porter du rouge ;

– vous ressentez l'envie de porter des couleurs vives...

Voici le tableau de correspondance entre les couleurs et les émotions :

Couleur / Élement	Restrictif	Positif
ROUGE **FEU**	DÉSUNION Haine Repli Exaltation	UNITÉ Estime de soi Équilibre Sérénité
JAUNE **TERRE**	SOUCIS Préoccupation Calculateur Amer Manque	ASSURANCE Sûr de soi Conciliant Satisfait
BLANC **MÉTAL**	CONTRÔLE Regret Amertume Abandonné	SPONTANÉITÉ Réceptive Lucide Ouvert
NOIR/BLEU **EAU**	PEUR Paniqué Apathique Frustration	CONFIANCE En sécurité Résolu
VERT **BOIS**	COLÈRE Sans secours Impuissant Perdu	ACCEPTATION Transformation Guidé

En fonction de l'émotion que vous vivez :

Repérez dans le tableau la ***couleur*** *correspondant à votre émotion.*

Cette couleur est en relation avec un élément, lisez toutes les émotions restrictives de cet élément.

Maintenant, localisez votre couleur sur la roue « Loi d'Engendrement » et effectuez trois tours de roue en regardant intensément chaque couleur (dans l'ordre indiqué par les flèches).

Sur la seconde roue, « Loi de Contrôle », toujours à partir de votre couleur, effectuez trois tours de roue en regardant intensément chaque couleur (dans l'ordre indiqué par les flèches).

Lisez maintenant les émotions positives en relation avec votre couleur et refaites la même chose avec les roues.

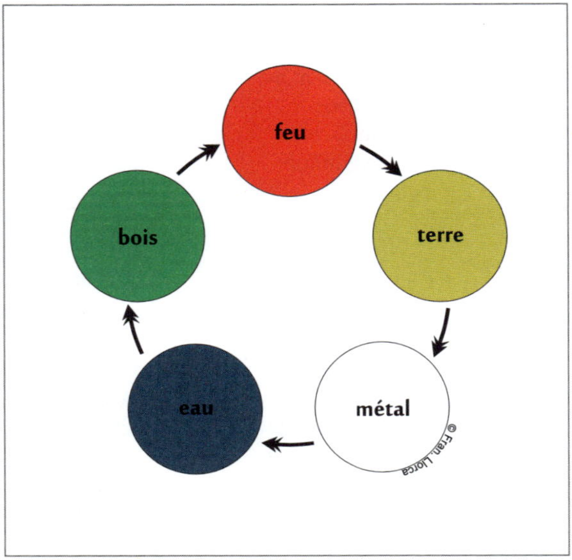

Loi d'Engendrement

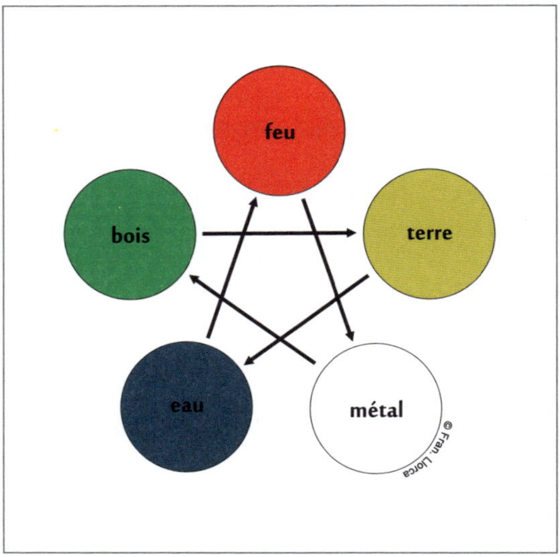

Loi de Contrôle

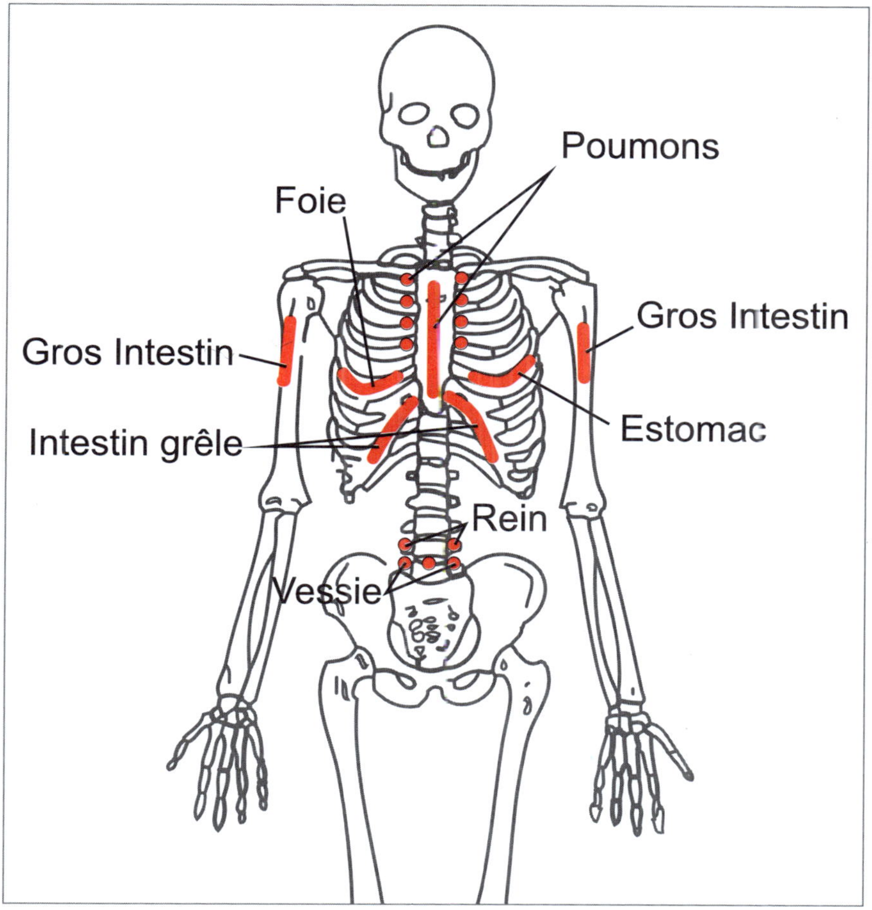

Points neuro-lymphatiques

GLOSSAIRE

Amygdale : L'amygdale est une structure cérébrale essentielle au décodage des émotions, et en particulier des stimuli menaçants pour l'organisme.

Jacques Benveniste est célèbre pour ses travaux sur la « mémoire de l'eau ». En 1984, en travaillant sur les allergies, il découvre qu'une solution hautement diluée déclenche une réaction comme si des molécules initiales étaient encore présentes dans l'eau : l'eau conservait une trace des molécules présentes au départ des dilutions.

David Joseph Bohm, physicien quantique particulièrement intéressé par la physique théorique, la philosophie et la neuropsychologie.

Antonio R. Damasio, chef du département de neurologie au collège de médecine de l'Université de l'Iowa (USA). Précédemment chef de la division de neurologie comportementale et de neurosciences cognitives dans cette même université, il est aujourd'hui mondialement connu pour ses travaux sur le cerveau humain, dont il explore la complexité, notamment au regard de la mémoire, du langage et des émotions.

Paul et Gail Dennison sont les créateurs de l'Éducation Kinesthésique. Paul Dennison, professionnel de l'éducation, a obtenu son doctorat grâce à ses recherches sur la lecture et le développement cognitif. Ses recherches sur les causes et le traitement des difficultés d'apprentissage, ainsi que son travail avec sa femme Gail, ont abouti au développement des programmes de Brain Gym et d'Éducation Kinesthésique. Ces programmes sont maintenant utilisés dans plus de 80 pays à travers le monde et les livres d'Éducation Kinesthésique ont été traduits dans de nombreuses langues.

Masaru Emoto, chercheur japonais qui étudie l'eau depuis plusieurs années, il publie « L'eau mémoire de nos émotions ».

Ensemble corps : désigne le corps physique que nous voyons et appréhendons le plus facilement, mais aussi les composantes subtiles qui existent comme les sphères mentale, émotionnelle, énergétique.

Dennis Gabor, physicien rendu célèbre par l'invention de l'holographie ; il a obtenu le prix Nobel de physique en 1971.

George Goodheart, chiropracteur américain, développe dans les années 1960, à partir des découvertes de la médecine occidentale et des principes de la médecine traditionnelle chinoise, un système appelé Kinésiologie Appliquée, réservé aux professionnels médicaux.

Hippocampe : avec le cortex, il rend possible une mémoire consciente explicite.

Homéostasie : c'est la capacité que peut avoir un système quelconque à conserver son équilibre de fonctionnement en dépit des contraintes qui lui sont extérieures. Homéostasie signifie « équilibre » entre milieu intérieur et milieu extérieur.

Henri Laborit (1914 – 1995), médecin chirurgien et biologiste, est un philosophe du comportement animal et surtout du comportement humain. Il est connu du grand public par la vulgarisation des « neurosciences », car, comme il le dira lui-même : *« Tant qu'on n'aura pas diffusé très largement à travers les hommes de cette planète la façon dont fonctionne leur cerveau, la façon dont ils l'utilisent, et tant que l'on n'aura pas dit que jusqu'ici cela a toujours été pour dominer l'autre, il y a peu de chance qu'il y ait quoi que ce soit qui change. »*

Paul Landon : Responsable français de l'Éducation Kinesthésique et du Brain Gym - Assistant-traducteur de Paul Dennison.

Ligne médiane : en traçant une droite passant par le milieu du nez et le nombril, nous obtenons une ligne qui sépare le corps en deux parties, droite et gauche.

Paul D. MacLean (1913 – 2007), médecin et neuroscientifique américain, auteur d'importantes contributions dans les domaines de la physiologie, de la psychiatrie et des études sur le cerveau, grâce à ses travaux de recherche à la Yale Medical School et à l'Institut national de la santé mentale.

Points neuro-vasculaires : ces points principalement localisés sur la tête ont été découverts par le Dr Terence Bennett dans les années 1930.

Points réflexes neuro-lymphatiques : découverts par le Dr Franck Chapman, ils sont répartis sur la face antérieure et postérieure du corps.

Karl H. Pribram, un des pionniers du travail sur le cortex cérébral.

John Francis Thie, né à Détroit en 1933. Il obtient en 1956 le diplôme de chiropracteur au Los Angeles College of Chiropractic. La première édition de *Touch For Health : A Practical Guide to Natural Health Using Acupuncture, Touch and Massage,* écrite en collaboration Mary Marks, fut publiée en 1972. Pat Gill, la mère de Mary, suggéra le nom « Touch For Health ».

Francis Vieules, créateur de l'Adaptogenèse, dirige l'école EDUtm à Toulouse. De formation médicale, il œuvre dans le sens d'une collaboration étroite et raisonnée avec les autres acteurs de santé. Praticien, enseignant et chercheur, il assume aussi des responsabilités au sein de la Société de Posturologie de Midi Pyrénées.
Il a développé un courant qui étonne par l'extraordinaire diversité de ses techniques, par l'efficacité et la précision des équilibrages qu'il propose en réponse à un large éventail de demandes.

Bibliographie

Apprendre par le mouvement – Paul Dennison – Éd. Sully - 2006.

La Santé par le Toucher – John Thie – Éd. Guy Saint-Jean – 1983.

La Santé par le Toucher – J.-F Jaccard – Éd. des Sciences holistiques – 1989.

La Kinésiologie selon le Dr Charles Krebs – Une conception révolutionnaire – Éd. Marco Pietteur – 2002.

Manuel pratique de Kinésiologie de Jean-Claude Guyard, Broché, 4ème édition – Ed. Le Souffle d'Or – 2003.

Couleur Énergie – William Berton – Éd. Colorscope – 2001.

L'eau, mémoire de nos émotions – Masaru Emoto – Éd. Guy Tredaniel – 2004.

Que sait-on vraiment de la réalité ? – William Arntz, Betsy Chasse, Mark Vicente – Éd. Medula – DVD –2008.

Les Maladies, mémoires de l'évolution – Dr Robert Guinée – Éd. Amyris – 2004.

Éloge de la fuite – Henri Laborit – Éd. Folio Essais – 1976.

La Gymnastique des neurones – Carla Hannaford – Éd. Jacques Grancher – 1998.

La Vie secrète de l'enfant avant sa naissance – Thomas Verny – Éd. Grasset – 1982.

L'Erreur de Descartes – Antonio Damasio – Éd. Odile Jacob – 1995.

Sémiologie thérapeutique et analgésie en acupuncture – Professeur Nguyen Tai Thu – Éd. Marco Pietteur – 1998.

Les sites WEB

France :

Site officiel français de l'Éducation Kinesthésique :
www.braingymfrance.org

Site de la Fédération Française de Kinésiologie : **www.ffks.org**

Syndicat National des Kinésiologues : **s-n-k@orange.fr (courriel)**

Le site officiel francophone du Touch For Health : **www.tfh.fr**

Site de l'école de formation EDUtm – Francis Vieules, Toulouse et Roland Hamon, Metz : **www.edutm.fr**

Site de l'école CFPA – Paul Landon, Caen : **www.mouvements.org**

Site de l'ECAP – Xavier Meignen, Nantes : **www.ecapnantes.fr**

Site de l'école EKMA – J.C Guyard, Saintry-sur-Seine – Ile de France :
www.kinesiologie.fr

Belgique :

Site de l'Institut Belge de Kinésiologie (école) – Dominique Monette :
www.ibk.be

Site de Françoise LLorca : **www.fll-equilibre.fr**

Se former

Le cursus du Touch For Health

Il se déroule en quatre niveaux. Chaque niveau se suffit à lui-même mais permet d'ajouter de nouvelles possibilités à « nos équilibrations de la vie ».

Les cours de « Touch For Health » doivent comprendre 15 heures minimum.

Le premier cours nous enseigne la théorie et la pratique de l'équilibration de base : comment évaluer à l'aide des tests musculaires notre état énergétique, et, surtout, comment l'améliorer grâce à de nombreuses techniques de renforcement.

Le deuxième cours se centre sur la compréhension de notre fonctionnement énergétique. Nous apprendrons beaucoup sur la manière dont circule l'énergie en nous. Cela nous permettra d'être plus précis, plus rapides et plus efficaces dans nos équilibrages. Nous apprendrons qu'un muscle peut être « faible » à cause d'un vide ou d'un excès d'énergie.

Dans le troisième cours, beaucoup de techniques additionnelles sont proposées. Nous aborderons le passionnant sujet de la réactivité (comment les muscles fonctionnent ensemble).

Le quatrième et dernier cours nous apporte la maîtrise du TFH. Il nous enseignera, entre autres, la manière de tester les 42 muscles debout !

Le cursus de formation en Éducation Kinesthésique

Il existe trois catégories de cours en Éducation Kinesthésique :

Les cours de base.

Les cours avancés.

Les cours de formation professionnelle.

Les cours de base

Ces cours sont ouverts à tous et recommandés à ceux qui veulent tirer parti de l'Éducation Kinesthésique personnellement ou professionnellement. Il y a trois cours de base :

Le Brain Gym (BG). C'est la porte d'entrée, le cours à suivre en premier. On y apprend les 26 mouvements de base de Brain Gym, fruits des recherches de Paul et Gail Dennison. Ce cours est recommandé aux enseignants, parents, managers, entraîneurs et à tous ceux qui souhaitent contribuer à l'amélioration des performances et capacités de leurs élèves, proches, patients, collègues...

Les Cercles de Vision (CdV). Cours qui complète celui de Brain Gym. En effet, cette formation propose d'explorer huit thèmes que nous appelons des « Cercles de Vision ». Chacun des thèmes abordés va nous permettre d'apprendre 34 mouvements principalement orientés vers l'intégration sensorielle (relaxation du système visuel, développement de l'intelligence kinesthésique, sens de l'espace tridimensionnel, vision proche et lointaine, sens du rythme et du mouvement).

L'Organisation Optimale. Formation complémentaire au Brain Gym, ce cours offre une explication intéressante sur le fonctionnement de nos dominances (main, œil, oreille, pied) et préférences pédagogiques (logiques, linéaires, langagières et intuitives, synthétiques, musicales). Ces découvertes sont l'aboutissement de plusieurs décennies de recherches de Paul Dennison à la tête d'équipes pédagogiques internationales sur l'amélioration de l'apprentissage, des performances et de nos capacités de communication, d'organisation et de compréhension.

Les cours avancés

Ces cours sont destinés à ceux qui soit s'orientent vers une formation professionnelle en Éducation Kinesthésique, soit souhaitent ajouter des outils à leur profession (orthophonistes, kinésithérapeutes, éducateurs...).

Les cours de formation professionnelle

Ces cours sont destinés aux personnes qui veulent devenir consultant(e)s en Éducation Kinesthésique, et éventuellement plus tard, enseignant(e)s en Brain Gym (cours de base).

AUTRES COURS pouvant s'intégrer dans les cursus ci-dessus

(EDUtm – Centre de Formation)

▸ Intégration du Schéma Corporel et les 5 Clivages

Cinq clivages majeurs scindent le corps. Ces cinq clivages font obstacles à l'intégration du schéma corporel. Même des personnes qui ont travaillé avec des techniques corporelles pendant des années (Kinésio, massage, sophrologie, bioénergie...) peuvent constater la persistance de ces clivages.

La persistance de ces clivages est l'une des raisons, parmi tant d'autres, qui font que certains équilibrages ne tiennent pas dans le temps. Nous aborderons, entre autres, dans ce stage :

– Les tests explorant l'intéroception ;

– Les tests explorant l'extéroception ;

– Nous découvrirons un remodelage actif/passif permettant d'effacer un schéma de fonctionnement homolatéral et capable de faire disparaître les syncinésies persistantes.

▸ Intégration Sensorielle

Une cause méconnue des difficultés de concentration, d'attention et de mauvais traitement de l'information réside dans un manque d'intégration sensorielle. Un ou plusieurs sens semblent fonctionner de façon autonome. Ce stage permet à ce que l'on pourrait appeler « l'appareil sensoriel » de retrouver son unité fonctionnelle. Nous démontrerons que l'intégration des réflexes dynamiques et posturaux se fait de façon spontanée et naturelle après l'intégration sensorielle. Les cinq sens : la vue, le toucher, l'ouïe, l'odorat, le goût, auxquels nous rajoutons le sens vestibulaire, proprioceptif, le sens thymique (perception de notre ressenti).Nous découvrirons des tests alternatifs pour les réflexes dynamiques et posturaux avec des émotions spécifiques.

Nous ferons le lien entre chaque réflexe dynamique et postural et les vertèbres. Nous révélerons le lien entre chaque réflexe, le sens auquel il se rattache et les fonctions cognitives auxquelles il prépare. Ce stage propose de très nombreux exercices corrigeant le manque d'intégration sensorielle mais aussi les 3 clés du Brain Gym. Nous ne corrigerons pas les réflexes dynamiques et posturaux, nous nous bornerons à les vérifier avant et après nos procédures de réintégrations sensorielles. Vous découvrirez aussi un nouveau remodelage de latéralité par la voie sensitive.

EXTRAITS DU CODE ÉTHIQUE DE LA PROFESSION

Le kinésiologue spécialisé membre de la Fédération française de Kinésiologies Spécialisées s'engage à :

– Travailler dans le respect total de la personne quels que soient son âge, sa condition, ses convictions ;

– Laisser le client libre de ses choix ;

– Respecter le secret professionnel, sauf dérogations prévues par la loi ;

– Réactualiser régulièrement ses compétences et faire appel à un superviseur chaque fois que nécessaire ;

– Respecter ses confrères ;

– Entretenir des rapports courtois et respectueux avec les autres professions ;

– Respecter la législation française.

Le kinésiologue spécialisé n'établit aucun diagnostic médical, ne prescrit pas et ne traite pas. Il ne demande jamais de suspendre un traitement. Les Kinésiologies Spécialisées ne sont pas une médecine alternative.

Code éthique de l'Éducation Kinesthésique

En tant que consultant et/ou instructeur en Éducation Kinesthésique, je reconnais et accepte l'intelligence innée de chaque individu.

J'utilise un modèle éducationnel basé sur un processus qui permet à chacun de développer son potentiel à travers l'utilisation de mouvements naturels.

Ce modèle implique l'apprenant dans l'ensemble du processus allant de la fixation de l'objectif à l'obtention du résultat souhaité.

Le rôle de l'enseignant consiste à fournir un soutien et un espace sécurisant et sans jugement afin de permettre à l'apprenant de déployer son potentiel.

Le praticien en Éducation Kinesthésique :

– Atteint les degrés de compétence nécessaire, s'engage à poursuivre sa propre formation et à continuer son évolution personnelle ;

– Soutient et met en valeur l'apprentissage au travers d'expériences de mouvements naturels ;

– Communique avec ses étudiants, ses clients et ses pairs d'une manière honorable et respectueuse ;

– Respecte la confidentialité : les sujets délicats abordés en cours ou en séances individuelles ne doivent pas être divulgués, les seules exceptions concernent les cas d'enfants maltraités ;

– Respecte les droits et l'égalité entre toutes les personnes, quels que soient leurs sexe, origine ethnique, confession religieuse, préférence politique ou niveau social ;

– N'étiquette pas les gens (dyslexique, hyperactif, paresseux...) ;

– Se focalise sur le potentiel de l'étudiant/client, utilisant d'éventuelles difficultés comme tremplin pour évoluer et apprendre ;

– Utilise un modèle d'observation et n'accable son client ni de culpabilité ni de reproches, mais favorise une communication ouverte ;

– Respecte les choix des clients ;

– Touche ses étudiants/clients de manière adéquate et strictement professionnelle ;

– Reconnaît que les améliorations physiques, mentales ou émotionnelles du client/étudiant sont le résultat de son propre processus d'évolution et d'apprentissage ;

– Reconnaît que la responsabilité pendant un équilibrage incombe au client/étudiant ;

– Ne se considère que comme un « facilitateur », un éducateur utilisant le mouvement comme moyen d'aider la personne ;

– N'établit aucun diagnostic médical, ne prescrit ni ne traite ;

– Facilite la participation consciente et le développement de la personne ;

– Se focalise sur le processus plutôt que sur les attentes et le résultat final ;

– Reconnaît que la vérification musculaire ne constitue pas la décision en soi mais permet d'aider à choisir la bonne décision ;

– Admet que les informations obtenues par la vérification musculaire font partie d'un tout qui comprend également ce que voit, ressent ou dit le client/étudiant ;

– Utilise la vérification musculaire comme outil d'enseignement pour mettre en valeur, confirmer ou développer le propre système d'observation de l'apprenant ;

– Ne se sert pas de la vérification musculaire pour convaincre une personne d'acheter un produit ou d'adhérer à un système de croyances ;

– Reconnaît ses limites, frontières et champs d'action en tant qu'instructeur/facilitateur de Brain Gym ;

– Respecte les autres techniques éducatives et ne prétend pas se substituer à elles ;

– Honore ses contrats et ses engagements ;

– Dirige son travail avec la plus haute intégrité, s'imposant comme un exemple d'éthique, de crédibilité et d'honorabilité dans sa profession.

Remerciements

Merci à toutes les personnes qui m'ont formée à la pratique tout spécialement à Catherine Delannoy pour l'Education Kinesthésique et à Francis Vieules pour la suite de mon cursus.

Merci à ceux qui m'éclairent le chemin et qui m'ont formée à l'Accompagnement Phénoménologique et tout particulièrement à Catherine et à Jacques.

Merci à Jean-Christophe qui a eu la dure mission de relecteur, graphiste et supporter.

Merci à Paul Landon pour son écoute et ses conseils.

Merci aux gens qui m'ont aidée dans la réalisation de ce livre, Julien, Jean-Christophe, Anna, Konsuella, Stéphanie, sans oublier l'équipe de Piktos, notamment Philippe.

Merci à mes parents qui m'ont permis, par ce qu'ils sont, de me questionner sur l'éducation, l'écologie, le formatage dès mon plus jeune âge.

Merci à Temperance Brennan pour m'avoir donné une occasion de plus de rire de moi-même.

Enfin merci à tous ceux et celles qui sont venus me voir en consultation.

Table des matières

Achevé d'imprimer sur les presses de l'Imprimerie BARNÉOUD
53960 BONCHAMP-LÈS-LAVAL
Dépôt légal : juin 2009 - N° d'imprimeur : 905078
Imprimé en France